Fariza Halimova

ADAPTAÇÃO DE NOVA POPULAÇÃO

Fariza Halimova

ADAPTAÇÃO DE NOVA POPULAÇÃO

Características das reações adaptativas do corpo da população recém-chegada da região agroindustrial

ScienciaScripts

Imprint

Any brand names and product names mentioned in this book are subject to trademark, brand or patent protection and are trademarks or registered trademarks of their respective holders. The use of brand names, product names, common names, trade names, product descriptions etc. even without a particular marking in this work is in no way to be construed to mean that such names may be regarded as unrestricted in respect of trademark and brand protection legislation and could thus be used by anyone.

Cover image: www.ingimage.com

This book is a translation from the original published under ISBN 978-620-4-97889-5.

Publisher:
Sciencia Scripts
is a trademark of
Dodo Books Indian Ocean Ltd. and OmniScriptum S.R.L publishing group

120 High Road, East Finchley, London, N2 9ED, United Kingdom
Str. Armeneasca 28/1, office 1, Chisinau MD-2012, Republic of Moldova, Europe
Printed at: see last page
ISBN: 978-620-7-62317-4

Fariza Tursunbaevna Khalimova

ADAPTAÇÃO DA POPULAÇÃO IMIGRANTE

PECULIARIDADES DAS REACÇÕES ADAPTATIVAS DO ORGANISMO DA POPULAÇÃO IMIGRANTE DA REGIÃO AGRO-INDUSTRIAL

CONTEÚDO.

INTRODUÇÃO

Relevância do tema. O estudo da adaptação humana a condições ambientais alteradas continua a ser uma das direcções mais importantes da fisiologia ecológica moderna. Sabe-se que o estudo objetivo das características individuais das capacidades de adaptação humana, a sua classificação e tipificação são importantes em aspectos teóricos e aplicados - [68, 114, 2, 95, 35, 9, 124, 135, 136, 137, 138, 5, 6, 7, 3, 36, 80, 177, 189].

Até à data, os critérios para avaliar e prever a eficácia da adaptação humana a condições alteradas com especificação do período ótimo de vida nestas condições sem danos para o estado do organismo de acordo com as características individuais não foram suficientemente desenvolvidos. A identificação de tais critérios permitirá, sem dúvida, efetuar uma seleção orientada de pessoas para diversos trabalhos em zonas com elevada carga antropotecnogénica sem prejudicar o estado de saúde.

O aumento do ritmo de vida, a urbanização com as suas consequências ambientais negativas, as transformações socioeconómicas e políticas radicais aumentaram a carga sobre os sistemas de suporte de vida do corpo - [4, 8, 140, 36, 80].

A atividade profissional humana está largamente associada não só ao impacto no organismo do stress físico e da tensão nervoso-emocional, mas também a factores ambientais invulgares que afectam o seu estado geral, o seu bem-estar e o seu desempenho. Estes factores ambientais referem-se a factores extremos - condições ambientais extremas e duras, inadequadas às propriedades inatas e adquiridas do organismo - [17, 2, 9, 85, 91, 137, 6, 61, 80, 145]. A ação de factores ambientais desfavoráveis exige mais das capacidades de adaptação de uma pessoa e provoca uma reestruturação significativa da atividade vital de todos os sistemas do corpo e, em condições desfavoráveis, cria condições prévias para o desenvolvimento de patologia - [33, 67, 94, 14, 125, 127, 60, 5, 3, 154, 152]. A análise da identificação dos factores ambientais em vários índices funcionais dos sistemas do corpo parece ser extremamente importante em relação ao crescimento significativo da produção industrial e à poluição ambiental intensiva - [29, 8, 146, 147]. É agora geralmente reconhecido que existe uma relação direta entre os indicadores ambientais e a saúde humana - [30, 149, 164, 160].

Para obter informações completas sobre o estado do organismo humano que vive em condições com uma elevada carga antropotecnogénica, é necessária uma abordagem abrangente, baseada em métodos de diagnóstico modernos, nos quais é dado um lugar especial ao método bioquímico de investigação [83, 39, 103, 28, 31, 54, 54, 49, 41, 174, 175, 180, 187]. No entanto, a utilização de métodos bioquímicos de investigação na avaliação do estado funcional de migrantes que vivem em condições com diferentes níveis de carga antropotecnogénica é significativamente complicada devido à impossibilidade de recolher amostras de sangue de uma veia e de um dedo. Isto torna necessário o estudo de outros fluidos biológicos humanos e o desenvolvimento de métodos sem sangue que sejam mais adequados às condições da vida real. Um dos mais acessíveis para estudo é a saliva, cuja composição quantitativa e qualitativa depende da influência de várias influências endógenas e exógenas no organismo - [44, 90, 57, 88, 41, 47, 1, 158, 177, 157, 157, 151, 167, 178, 173, 165, 182, 161].

Tendo em conta o que precede, parece pertinente estudar o estado dos indicadores funcionais e das capacidades de adaptação do organismo humano em condições de baixa e alta carga antropotecnogénica.

Capítulo 1: REVISÃO DA LITERATURA
1.1 Conceitos modernos de saúde, processo de adaptação e reservas funcionais do organismo

A mudança de habitats ecologicamente habituais coloca exigências acrescidas às capacidades de adaptação humana e provoca uma reestruturação significativa da atividade vital de todos os sistemas do corpo e, em condições desfavoráveis, cria condições prévias para o desenvolvimento de patologia - [133, 33, 94, 17, 2, 108, 70, 61, 7, 135, 137, 139, 140, 138, 129, 11, 145, 189, 171]. As exposições extremas ao corpo afectam os mecanismos adaptativos, resultando em adaptação. A síndrome de stress é um componente integral da adaptação a todos os factores sem exceção. O seu conteúdo principal é a excitação dos centros autonómicos superiores e, como consequência, a ativação dos sistemas que realizam o stress, cujo principal componente é o sistema simpático-adrenal. O resultado é o efeito de concentrações elevadas de catecolaminas e de glucocorticóides. Estes dois factores têm um amplo espetro de ação no organismo, cuja principal caraterística é a mobilização de recursos energéticos e estruturais do organismo - [106, 102, 96, 5, 6, 122, 19, 140, 138].

Quando uma pessoa se desloca de outras zonas climatogeográficas de habitat, em particular dos países do estrangeiro próximo para as regiões da Federação Russa, dependendo da gravidade da carga antropotecnogénica, contribui para uma alteração acentuada do nível de regulação do mecanismo homeostático unificado e, eventualmente, para o fracasso da adaptação.

As pessoas migrantes que vivem nas condições da região agroindustrial, com diferentes níveis de carga antropotecnogénica, sofrem o impacto de factores ambientais invulgares que têm um efeito desfavorável no seu estado geral, bem-estar e desempenho. Tais factores ambientais pertencem aos factores extremos, ou seja, condições ambientais extremas e severas, inadequadas às propriedades inatas e adquiridas do organismo - [69, 91, 36, 146, 147, 160]. Nestas condições, o equilíbrio de um organismo integral com o ambiente externo só é conseguido com o funcionamento económico da regulação neuroendócrina dos sistemas responsáveis pela adaptação.

Vários autores realizaram numerosos estudos para identificar o efeito de certos factores ambientais desfavoráveis no organismo humano - [92, 87, 134, 23, 24, 70, 149, 164, 155].

No entanto, nem sempre o organismo humano exposto a factores ecopatogénicos consegue realizar plenamente a adaptação, o que está associado ao esgotamento dos recursos energéticos e estruturais do organismo.

Numa situação em que não há possibilidade de realizar uma adaptação, haverá uma perturbação da homeostase, que constitui o estímulo do stress. Sob a ação de qualquer stress, incluindo os factores ecopatogénicos, ocorre, em primeiro lugar, a ativação do sistema simpático-adrenal - [98, 104, 118, 96, 116, 125, 40, 53, 80, 190, 172]. Como resultado da ação prolongada e intensiva de concentrações de catecolaminas e glucocorticóides, pode ocorrer uma grande variedade de lesões, constituindo o campo das chamadas doenças de stress, que ocupam um dos principais lugares na medicina moderna - [94, 105, 141, 115, 124, 2, 14, 37, 70, 89, 16, 19, 158].

A totalidade dos factores ecopatogénicos que actuam sobre uma pessoa que vive numa região com uma elevada carga antropotecnogénica, provocam uma pressão sobre as reservas de adaptação do organismo, podem levar ao seu esgotamento e, por isso, requerem um estudo cuidadoso.

Assim, é necessário avaliar o nível de saúde e as capacidades de reserva das pessoas que vivem nas condições da região agroindustrial com diferentes níveis de carga antropotecnogénica, a fim de evitar o esgotamento dos recursos de adaptação do organismo e a prevenção de doenças de stress. Isto indica a importância de desenvolver métodos novos e adequados de estudo do organismo humano.

A Trigésima Assembleia Mundial da Saúde lançou as bases para alcançar a saúde para todos e decidiu que o principal objetivo dos governos e da OMS é que todos os habitantes do mundo atinjam um nível de saúde que lhes permita viver uma vida social e económica produtiva. luz desta resolução, o estudo do estado de saúde e a quantificação dos níveis de saúde são de grande importância como pré-requisito para o subsequente progresso da sociedade - [13, 67, 18, 26, 107, 139, 139, 140, 138, 138, 93, 7, 127, 175, 189].

Quanto mais cedo pudermos diagnosticar condições na região intermédia entre a saúde e a doença, maiores serão as hipóteses de manter a saúde plena e a atividade humana ativa.

Tomar nas suas mãos pessoas saudáveis, protegê-las de doenças hereditárias ou ameaçadoras, prescrever-lhes um modo de vida correto é honesto e para o médico é pacífico, porque é mais fácil prevenir as doenças do que curá-las. E este é o seu primeiro dever (M.Y. Mudrov)

É sabido que o estado da saúde humana é largamente determinado pelas características ecológicas e fisiológicas da adaptação humana às condições de vida moderna em constante mudança. Cuidar da saúde e do bem-estar das pessoas exige desenvolvimentos teóricos e uma profunda fundamentação científica. A melhoria da saúde das populações está intimamente ligada à aplicação de medidas preventivas e de melhoria da saúde, e não apenas às actividades das instituições médicas. Alguns aspectos destes problemas actuais foram objeto do presente estudo.

O estudo do mecanismo do stress mostra que o stress, a adaptação e a saúde são processos dependentes - [111, 32, 117, 38, 10, 6, 19, 138, 70, 175, 189, 171]. A exposição ao stress pode levar a um aumento da reserva funcional do organismo, aumentando assim o seu estado de saúde. Por outro lado, o stress pode levar à depleção dos sistemas do corpo e à ocorrência de estados pré-natológicos que progridem para a doença. Os dois resultados da exposição ao stress dependem da capacidade de adaptação do organismo, que é determinada pelo seu nível de saúde. A tarefa dos investigadores consiste em identificar critérios quantitativos e qualitativos para avaliar e prever a fase de adaptação, o grau de resistência do organismo ao stress e a subsequente determinação dos níveis de saúde.

Das muitas definições de saúde dadas por Bykov A.T. et al. (2004) emergem os seguintes pontos

1. O resultado final da saúde é o bem-estar físico, mental e social

2. A maioria das definições refere que a saúde é o estado de ser um ser humano

3. Existe uma correlação direta entre a reserva funcional do organismo, a expressão dos mecanismos de regulação e a saúde humana

4. A saúde está intimamente relacionada com a capacidade de adaptação do organismo às alterações das condições ambientais

Do exposto resulta que a transição da saúde para a doença ocorre através de um declínio gradual da capacidade de uma pessoa se adaptar às condições ambientais em mudança, com sobrecarga e perturbação dos mecanismos reguladores, o que conduz a alterações na homeostasia e a uma diminuição do nível de saúde. É de notar que, até à data, não existe uma classificação universalmente aceite dos níveis de saúde. A classificação mais abrangente é a dos níveis de saúde em função do grau de tensão dos mecanismos reguladores e da reserva funcional:

I. Indivíduos com adaptação satisfatória: a) nível ótimo de mecanismos de regulação; b) nível normal de mecanismos de regulação.

II. Pessoas com adaptação insuficiente ou insatisfatória (condições pré-anosológicas): a) tensão moderada dos mecanismos reguladores; b) tensão acentuada dos mecanismos reguladores; c) tensão excessiva dos mecanismos reguladores.

III. Pessoas com perturbação da adaptação, com condições pré-mórbidas, doenças agudas e crónicas: a) com predomínio de alterações inespecíficas; b) com predomínio de alterações específicas.

O primeiro grupo é caracterizado pelo estado do organismo com uma reserva funcional suficientemente elevada, em que as flutuações médias dos parâmetros psicofisiológicos, bioquímicos, genéticos e outros do organismo são capazes de manter o sistema vivo dentro do seu ótimo morfofuncional com a ausência ou tensão minimamente expressa dos mecanismos reguladores. O segundo grupo é caracterizado por um estado em que a homeostase é mantida por vários graus de tensão dos mecanismos reguladores, com aumento da atividade dos sistemas simpatoadrenais e outros sistemas do organismo. O terceiro grupo é caracterizado por uma diminuição das capacidades funcionais do organismo com a manifestação de insuficiência dos mecanismos de defesa-adaptação e a incapacidade do organismo de fornecer uma regulação adequada e óptima dos sistemas funcionais de acordo com as condições ambientais alteradas.

Assim, o problema da preservação e do restabelecimento da saúde humana exige o desenvolvimento de um sistema de diagnóstico do estado das reservas corporais individuais e a procura de meios que contribuam para a sua correção óptima.

O crescimento contínuo da informação científica e sócio-política, o tempo limitado para o seu processamento, o modo de trabalho imperfeito e o descanso geram desarmonia no desenvolvimento da personalidade - [126, 123, 42, 120]. Em condições de desarmonia da relação dos parâmetros dos indicadores fisiológicos sob a ação de stress excessivo, há tensão, sobretensão e falha dos processos de adaptação, dependendo do grau dessa desarmonia - [75, 92, 121, 142, 135, 140]. A este respeito, é necessário desenvolver critérios para avaliar o nível de stress psicoemocional sob stress e diagnosticar atempadamente o seu impacto inadequado no organismo.

Sabe-se que a resposta ao stress é um elo necessário para a formação da adaptação do organismo aos factores ambientais. No entanto, no caso de uma resposta ao stress excessivamente intensa ou prolongada, a adaptação não se forma, e a resposta ao stress leva a danos e perturbações da função do organismo até ao desenvolvimento de uma série de doenças psicossomáticas. Ao mesmo tempo, uma adaptação adequada e persistente à ação de qualquer stress evita danos e aumenta a resistência do organismo ao stress - [137, 4, 6, 48, 127, 171, 189].

Uma das principais tarefas do diagnóstico do estado pré-natológico e do prognóstico do estado de saúde, tanto individual como coletivo, é a identificação dos factores de risco, que podem ser determinados com a ajuda de vários testes de avaliação do estado funcional do organismo.

Qualquer atividade ativa o mecanismo do stress, que tem a função de adaptação à situação difícil que surge. A ação do stress pode aumentar a reserva funcional do organismo e o nível da sua saúde - na expressão de Sellier - trata-se de eustress. Neste caso, a reação do organismo processa-se sem perdas para o organismo. Por outro lado, o stress pode levar à exaustão dos sistemas do organismo, ao aparecimento de um estado pré-natológico, que pode transformar-se numa doença - é o disstress. Os dois resultados da ação do stress dependem da reserva funcional do organismo, do seu nível de saúde e das suas capacidades de adaptação - [111, 112, 189, 176].

Atualmente, podem distinguir-se três graus de reserva funcional. A adaptação ocorre devido à mobilização das reservas funcionais do organismo e exige uma certa tensão dos sistemas de regulação. O problema da adaptação é que o "preço da adaptação" não ultrapassa o "limite" individual, ou seja, não leva a uma tensão excessiva e ao esgotamento dos mecanismos reguladores, o que acaba por contribuir para uma diminuição do nível de saúde. Sabe-se que as alterações de adaptação sob qualquer stress começam com uma reação inespecífica de mobilização das reservas funcionais devido à ativação do sistema de realização do stress, cujo principal elo é o sistema simpático-adrenal. O estado em que a componente inespecífica da síndrome de adaptação geral se manifesta sob a forma de vários graus de stress dos sistemas reguladores é chamado de pré-natológico - [19, 25, 27], no qual há uma diminuição do nível de saúde e o organismo está entre a norma e a doença. A ação adicional do stress nesta situação leva a uma sobrecarga dos mecanismos reguladores, a uma diminuição acentuada da reserva funcional e a uma adaptação insatisfatória. Neste estado, juntamente com alterações não específicas, as alterações específicas por parte de órgãos e sistemas individuais são mais significativas, ou seja, os fenómenos iniciais do estado pré-mórbido são notados, quando as alterações já indicam o tipo de patologia provável. Assim, as manifestações da doença, que resulta de uma rutura da adaptação, são precedidas por estados pré-natais e pré-mórbidos - [16, 19], que são acompanhados por uma diminuição da reserva funcional e do nível de saúde. Nas primeiras fases, este mecanismo assegura a existência do organismo em novas condições, mas não é energeticamente económico e depende inteiramente da reserva funcional do organismo e do seu nível de saúde. Quanto maior for a reserva funcional do organismo e quanto mais elevado for o seu nível de saúde, maiores serão as hipóteses de o organismo passar para um mecanismo mais estável e fiável de adaptação a longo prazo. Ou seja, determinando as capacidades de adaptação do organismo, fazemos uma avaliação dos níveis de saúde, que depende inteiramente da reserva funcional do organismo e determina o seu estado funcional.

O que precede mostra que o stress, a adaptação e a saúde são processos interdependentes. Assim, o resultado final do stress e das capacidades de adaptação de uma pessoa é o seu nível de saúde.

Uma das tarefas da fisiologia moderna da adaptação é a deteção atempada do estado pré e pré-mórbido do organismo, acompanhado de uma diminuição acentuada da reserva funcional e do nível de saúde. Atualmente, não existe uma metodologia geralmente aceite para diagnosticar a reserva funcional, o nível de saúde e a capacidade de adaptação ao stress. Uma das formas de resolver este problema é avaliar a perturbação ou o grau de stress dos sistemas reguladores do organismo integral. A este respeito, os resultados da avaliação integral dos mecanismos reguladores da pressão arterial, que caracteriza o estado do sistema cardiovascular, podem ser considerados critérios objectivos fiáveis. A lacuna nesta área pode ser resolvida através do estudo da reatividade beta-adrenérgica da membrana eritrocitária, que reflecte o grau de atividade do sistema simpatoadrenal. Uma avaliação objetiva do estado do organismo holístico pode ser feita através de alterações na concentração de electrólitos, glicose e cortisol na saliva humana e dos tipos da sua dinâmica.

1.2 Métodos fisiológicos de avaliação do estado funcional organismo humano em condições com diferentes níveis de carga antropotecnogénica

Para avaliar o estado funcional do organismo de pessoas submetidas a várias tensões, os métodos bioquímicos de investigação são um dos métodos objectivos. No entanto, há uma série de dificuldades associadas à recolha de sangue da veia e do dedo. Por outro lado, o aumento da incidência da SIDA, da hepatite e de outras doenças infecciosas levou a que se tentasse estudar outros fluidos biológicos humanos e a desenvolver métodos sem sangue mais adequados às condições da vida real - [59, 41, 45, 57, 62, 152, 153].

Noskov V.B. et al. (1991) sublinham a prioridade, neste sentido, do exame bioquímico da saliva como método não invasivo, informativo e não intensivo em termos de mão de obra para o diagnóstico precoce de perturbações da saúde humana. A utilização de tais métodos parece ser especialmente valiosa em alguns tipos específicos de atividade: em exames preventivos em massa, na seleção de pessoas saudáveis para trabalhos especializados, no estudo experimental de reacções adaptativas do organismo a influências extremas. Nos últimos anos, os estudos bioquímicos da saliva têm sido amplamente praticados em fisiologia extrema [56, 47, 42, 55, 191, 174, 151, 161, 173, 167].

McLean C. et al., em 1989, estudaram os adrenocorticosteróides em alpinistas a uma altitude de 4500 m. Com base nos dados obtidos, os autores concluíram que os estudos da saliva são úteis para a monitorização não invasiva da saúde durante uma expedição.

A saliva é um dos fluidos biológicos mais acessíveis para a investigação. A sua composição quantitativa e qualitativa depende da influência de várias influências endógenas e exógenas no organismo - [39, 174, 152]. Existem muitos trabalhos de vários autores em que a saliva é objeto de um estudo exaustivo - [131, 15, 155, 154]. É de notar que a composição da saliva depende das características metodológicas da recolha da saliva (hora do dia, condições ambientais), do estado funcional do sistema nervoso, da atividade hormonal das glândulas pituitária e suprarrenal - [100]. A saliva mista das glândulas parótidas, submandibulares e hioide consiste em 99,5% de água e 0,5% de resíduos secos. Os componentes inorgânicos da saliva são o fósforo, o cálcio, o potássio, o sódio, o magnésio, o flúor, o iodo, o níquel e outros elementos - [84].

Das substâncias orgânicas, a saliva contém várias proteínas, aminoácidos livres, hidratos de carbono, ureia, amoníaco, creatinina e mucina.   A saliva é um meio biológico complexo e contém lípidos, enzimas, hormonas e componentes minerais - [100, 59, 81, 154].

A percentagem de certas substâncias é determinada pelo seu nível no plasma e pelo volume de secreção. A percentagem de lípidos, glicose, esteróides na saliva é consideravelmente menor - [88] e o potássio é cinco vezes maior do que no sangue. Existe uma correlação elevada entre o plasma e a saliva no que diz respeito ao conteúdo de androgénios, aldosterona, cortisol, progesterona - [156].

Entre o grande número de componentes e indicadores determinados na saliva, os electrólitos sódio e potássio são de particular importância, uma vez que são indicadores indirectos da libertação de hormonas adaptativas e são mais susceptíveis à influência de factores stressogénicos. O seu conteúdo no fluido salivar altera-se no decurso da atividade profissional de forma mais acentuada do que a concentração de outros componentes [113, 97, 20, 42, 153, 197].

O teor de sódio e potássio no soro, na urina, no líquido cefalorraquidiano e na saliva está atualmente a ser investigado por muitos laboratórios de diagnóstico clínico. O sódio é o principal catião univalente no fluido extracelular; o potássio é o principal catião intracelular.

É aconselhável determinar o teor de sódio em simultâneo com o de potássio. O sódio está envolvido na manutenção da constância do meio extracelular, tendo também uma série de efeitos reguladores. Assim, o transporte da glicose para o interior da célula depende da presença de sódio no meio intracelular: um aumento da concentração intracelular de sódio favorece a entrada de glicose na célula. A manutenção da concentração plasmática de sódio dentro de limites estreitos é o resultado da ação combinada de muitos sistemas reguladores. O hipotálamo, a pituitária, a epífise, as glândulas supra-renais, os rins e o tecido da parede da aurícula direita estão envolvidos na regulação. O aumento do teor de sódio na saliva é observado sob influências do calor e do frio - [73, 177].

O estudo da dinâmica do sódio e do potássio tem um certo valor e é considerado como um indicador do aumento da atividade do sistema simpático-adrenal, que tem uma relação inversa com os indicadores de oligoelementos na saliva. A exposição ao calor e ao frio e a hipoxia aguda têm um efeito significativo sobre o teor de sódio e potássio nos fluidos biológicos do organismo humano. Os dados sobre a sua dinâmica permitem-nos obter informações de base e conhecer a sua participação nos mecanismos de formação da adaptação a factores extremos de impacto no organismo como o calor, o frio, a hipoxia e outros [57, 73, 177].

O estudo do teor de potássio e sódio na saliva em ambiente gasoso alterado permitiu-nos concluir que o teor de potássio e sódio na saliva é um indicador informativo da tensão dos mecanismos reguladores em função das características do tipo de SNC - [97, 153].

A estabilidade do teor de potássio no organismo é uma consequência dos processos equilibrados da sua ingestão e excreção. A principal razão para as alterações do teor de potássio intracelular é uma perturbação do estado ácido-base. O potássio que entra no organismo é distribuído pelos tecidos do corpo num período de 24-30 horas. A entrada de potássio na célula através da membrana plasmática é determinada por muitos factores. Os canais de potássio proporcionam a permeabilidade passiva da membrana ao catião. O movimento do potássio é determinado pela magnitude do potencial elétrico e pelo gradiente de concentração. A excreção de potássio resulta de uma combinação de processos de filtração, reabsorção e secreção. O sistema de transporte Na/K está envolvido no processo de reabsorção de potássio. Na insuficiência do córtex suprarrenal, a excreção de potássio na urina diminui; ao mesmo tempo, na hiperatividade do córtex suprarrenal, o aumento da reabsorção de sódio leva ao aumento da excreção de potássio - [183]. Uma influência significativa no nível de potássio no plasma é exercida pela perturbação do pH do sangue, bem como pelo conteúdo do anião HCO_3^- no sangue, que reflecte o grau dos processos catabólicos. A excreção de potássio difere em diferentes alturas do dia, o que também afecta o ritmo de excreção de glucocorticóides - [82, 180, 186, 176].

As células do sistema nervoso reagem rapidamente aos níveis plasmáticos de potássio, o que pode explicar o início precoce dos sintomas neurológicos. Os primeiros sinais de deficiência de potássio são reflexos enfraquecidos, hipotonia muscular, fraqueza e astenia. A hipocalemia é acompanhada por anomalias da condução e do ritmo cardíaco, o que se reflecte em alterações no ECG, também encontradas em concentrações de potássio superiores a 6 mmol/l, ou seja, hipercalemia - [188]. Verificou-se que a hipercalemia leva a uma diminuição do metabolismo dos hidratos de carbono e provoca alterações no conteúdo de cortisol no sangue - [181].

É indiscutível a interdependência entre a depleção de potássio e a tolerância diminuída aos hidratos de carbono, bem como a diminuição do potássio plasmático em resposta ao aumento das concentrações de catecolaminas plasmáticas durante o stress - [178].

Atualmente, os métodos para a determinação do teor de potássio em fluidos biológicos podem ser resumidos da seguinte forma: fotometria de chama, potenciometria de elétrodo seletivo de iões, espetrofotometria de absorção atómica de chama e utilização de éteres de coroa na análise colorimétrica - [176].

Uma vantagem importante da combinação de métodos laboratoriais é que o grau de gravidade do estado de tensão dos indivíduos é caracterizado não pelo valor absoluto do aumento ou diminuição dos indicadores seleccionados, mas pela dinâmica da relação entre eles - [119, 59].

Ambrosioni E. et al. (1982) determinaram o teor de vinte e um elementos na saliva de pessoas saudáveis através da ativação de neutrões e da análise de fluorescência de raios X. Estudaram a dependência da composição da saliva em relação ao sexo, idade, hora do dia e estação do ano. Os autores encontraram flutuações circadianas claras no conteúdo de sódio e potássio. Verificaram que a composição da saliva era influenciada apenas pela hora do dia, enquanto a idade, o sexo e a estação do ano não tinham um efeito significativo. A correlação significativa das concentrações de sódio e potássio com a hora do dia sugere a necessidade de regular rigorosamente a hora da recolha da saliva quando se estuda a influência de outros factores na sua composição. Ao mesmo tempo, considera-se que a hora óptima para a recolha de saliva é entre as 10 e as 11 horas da manhã, porque a esta hora a variabilidade individual da composição da saliva é a menos pronunciada - [148].

As alterações do teor de glicose salivar durante o stress psicoemocional são de grande interesse. Os dados sobre o teor de glucose na saliva são contraditórios. Alguns autores consideram que, normalmente, a glucose não passa do sangue para a saliva. Ao mesmo tempo, há provas de que, sob stress, o teor de glucose na saliva aumenta significativamente. Esta dualidade de dados científicos deve-se provavelmente à inadequação dos métodos utilizados para determinar a glucose em estudos de diferentes autores [56, 42, 184, 151, 143].

Desde os anos 90, o método da glucose oxidase tem sido amplamente utilizado para determinar a glucose em fluidos biológicos. Nos seus estudos, os autores acima referidos verificaram um aumento fiável da quantidade de glicose na saliva durante o stress psicoemocional. Assim, o aumento do teor de glucose na saliva durante a tensão psico-emocional ocorre sob a influência da adrenalina, que aumenta o transporte de glucose do sangue para a saliva [56, 143, 184, 151].

O aumento da quantidade de glicose na saliva em situações de stress confirma a hipótese da dependência da composição quantitativa e qualitativa da saliva em relação ao estado funcional do organismo. Investigadores nacionais e estrangeiros revelaram claras flutuações circadianas no teor de glucose. Foi estabelecido que o ritmo circadiano da glucose é estável e persiste ao longo da vida, bem como o ritmo circadiano distinto revelado dos níveis de noradrenalina e adrenalina no sangue: máximo durante o dia e mínimo durante a noite [21, 56].

Alguns autores salientam a importância da glicose nos casos em que o organismo necessita de um dispêndio energético adicional e rapidamente crescente, por exemplo, durante excitações emocionais, esforços musculares pesados, em condições que provoquem uma descida da temperatura corporal - [58, 56, 132, 177, 143]. O papel importante da glicose na energia do organismo deve-se à rapidez da sua oxidação, bem como ao facto de ser rapidamente extraída do depósito e poder ser utilizada em situações extremas para o organismo. Em caso de redução do açúcar no sangue para 40 mg%, em vez do teor normal de 100 mg% em média, observam-se perturbações acentuadas da atividade do SNC. Muitos investigadores estão convencidos de que o teor de glucose no sangue é influenciado pelo córtex cerebral. Prova disso é o aumento do açúcar no sangue e a excreção de pequenas quantidades na urina de estudantes, atletas no período pré-inicial, quando aguardam o sinal para iniciar a competição, espectadores de um jogo de futebol e jogadores suplentes que não participaram no jogo, mas estavam preocupados com o sucesso da sua equipa.

A influência do hipotálamo e do córtex cerebral no teor de glicose faz-se principalmente através do sistema nervoso simpático, que provoca um aumento da secreção de adrenalina pelas glândulas supra-renais. A adrenalina actua igualmente no fígado e nos músculos, provocando a mobilização do glicogénio. Assim, a ação da adrenalina implica, em primeiro lugar, a utilização da reserva de glicogénio dos músculos como fonte de energia para o seu trabalho e, em segundo lugar, o aumento do fluxo de glicose do fígado para o sangue, que também pode ser utilizado pelos músculos no seu trabalho. Foi estudado o estado funcional do organismo dos alunos durante a sessão. Observaram um aumento da glicose e do potássio, e uma diminuição do sódio na saliva sob a influência da tensão nervosa e emocional - [39, 143]. Também fizeram uma observação interessante de que as alterações dos componentes da saliva acima referidos eram duas vezes menores nos estudantes da faculdade de educação física, que estavam constantemente envolvidos em treino físico.

Nicolcon N. [189] propôs a utilização dos indicadores do teor de cortisol na saliva como um teste conveniente e fiável para avaliar o stress emocional. Com uma secreção insuficiente de glucocorticóides, que inclui o cortisol, a resistência do organismo a várias influências nocivas diminui. Verificou-se que, em caso de dor, trauma, perda de sangue, sobreaquecimento, hipotermia e sofrimento mental grave, a secreção de glucocorticóides aumenta [74, 130, 158, 183]. Este facto é explicado por um aumento reflexo da secreção de adrenalina pela camada cerebral das glândulas supra-renais. A adrenalina que entra na corrente sanguínea actua no hipotálamo, causando a formação de corticoliberina, que promove a formação da hormona adrenocorticotrópica no lobo anterior da glândula pituitária. Esta hormona é o fator que estimula a produção de glucocorticóides na glândula suprarrenal. A secreção de cortisol tem um carácter diurno, com uma concentração mínima no final da tarde e máxima nas primeiras horas da manhã, e a ritmicidade circadiana das hormonas corticais supra-renais é independente da idade e do sexo - [82, 188, 180, 186, 176, 183, 158].

Muitos autores descrevem em pormenor o mecanismo de ação dos glucocorticosteróides, sendo o principal o cortisol. No citoplasma das células de diferentes órgãos existem proteínas receptoras capazes de se ligarem seletivamente aos glucocorticosteróides. A hormona entra então no núcleo, interage com a cromatina e altera a taxa de transcrição de determinados genes. Consequentemente, a quantidade de síntese das proteínas correspondentes também se altera.

Atualmente, não existem testes universais que possam dar uma resposta exaustiva a todas as questões de avaliação da saúde e do estado funcional do organismo. Por conseguinte, é muito importante escolher os métodos de exame mais informativos, tendo em conta a sua disponibilidade, compatibilidade e a possibilidade de os utilizar in vivo e durante observações dinâmicas [41, 62, 57, 71, 174, 152].

O stress baseia-se em componentes não específicos. Os componentes mais conhecidos e bem estudados do stress são atualmente a ativação do sistema simpático-adrenal (SAS), a libertação de liberinas pelo hipotálamo e o aumento da excreção de ACTH, hormonas tiroideias e somatotrópicas pelo lobo anterior da glândula pituitária, com subsequentes efeitos adrenérgicos periféricos [27, 40, 43, 159].

É bastante óbvio que, em caso de magnitude extrema do estímulo ou de esgotamento das capacidades de reserva do organismo, o stress pode passar de um elo de adaptogénese para um elo de patogénese - [94, 111] com fenómenos característicos de angústia - [112] e desenvolvimento de desadaptação - [95].

A exposição combinada do organismo a vários factores é caracterizada por uma variedade de respostas, determinadas pelo espetro de factores actuantes, a sua intensidade parcial e o estado de resistência individual do organismo, ou seja, o estado funcional. Normalmente, é necessário observar a soma dos efeitos da ativação de mecanismos de defesa não específicos observados sob cada uma das influências tomadas separadamente [103, 124].

O estudo das alterações bioquímicas (reacções) em resposta a factores eco-patogénicos permitirá obter uma imagem mais completa dos mecanismos de estabilidade, do desenvolvimento de reacções de adaptação no corpo humano, justificar formas de otimizar este processo, determinar medidas organizacionais, pedagógicas e médico-sociais.

Os princípios do rastreio cito-bioquímico antecipado durante as medidas de diagnóstico e correção para identificar as pessoas em risco de patologia cardiovascular (hipertensão de tipo NDC, hipertensão arterial) estão agora fundamentados. A essência deste princípio consiste na indicação primária do "estado simpatoadrenal" com base na identificação do sistema metabólico crítico. Isto permite a realização de medidas razoáveis de correção reparadora e de terapia preventiva - [70, 103].

Entre os mecanismos bioquímicos de adaptação nestas condições, é atribuído um papel importante ao aumento do nível individual de atividade do CAC e à tendência para aumentar os valores de fundo (basais) da pressão arterial [86, 99, 63, 99, 76, 77, 187].

É importante notar que os processos de adaptação óptimos são observados com uma ativação moderada do CAS, e um excesso de duas vezes do nível de fundo da sua atividade é acompanhado pelo desenvolvimento de distúrbios de desadaptação, que, em particular, em relação às condições da atividade profissional se manifesta numa diminuição da sua qualidade por um aumento do número de acções erradas - [105, 162, 166].

Os resultados de observações a longo prazo de indivíduos submetidos a stress psico-emocional sistemático associado a alterações compensatórias-adaptativas dos órgãos e sistemas do organismo indicam que estes factores contribuem para o desenvolvimento de estados hipertensivos e de diversas perturbações morfofuncionais regionais e sistémicas do sistema cardiovascular (SCV) - [49, 52, 69, 64, 101, 46, 61, 79, 145, 186, 169, 168, 168, 170].

Segue-se que a manutenção do estado funcional do organismo no modo ótimo deve ser assegurada pelo nível ótimo de atividade do CAC para um determinado indivíduo, sem exceder o nível seguido pela falha dos mecanismos de adaptação dos sistemas funcionais. Para determinar este nível, foi proposto um critério especial de controlo individual sobre o estado dos mecanismos do aparelho regulador do próprio SAS [50, 77, 78]. Foi desenvolvida uma abordagem metodológica para a avaliação individual da atividade do CAC utilizando o indicador de β-adrenorecepção das membranas celulares (β-ARM), foi determinada a sua correlação com a gravidade dos estados hipertensivos, bem como as reacções do SAS ao desempenho do teste de carga de informação [51, 52, 65, 66, 76, 53, 185, 163].

O índice de reatividade β-adrenérgica das membranas dos eritrócitos é um teste informativo para avaliar a dinâmica do estado funcional do organismo humano, um indicador integral do seu nível de adaptação e da probabilidade de desenvolvimento de estados hiperadrenérgicos descompensados, ou seja, de processos de desadaptação.

O indicador β-ARM foi determinado por um método baseado na utilização de eritrócitos do sangue periférico como modelo. Sabe-se que, para caraterizar a atividade do CAC, se utiliza tradicionalmente a avaliação quantitativa da secreção ou excreção de catecolaminas e dos seus precursores, bem como a atividade das enzimas de síntese ou desativação destas substâncias no sangue e nos tecidos. Partindo do facto de que o estado funcional do elo detetor do CAC - o aparelho adrenorreceptor das membranas celulares - está sob o controlo do feedback com a quantidade de substâncias adrenoactivas que actuam na célula, alguns investigadores consideraram possível utilizar um índice quantitativo de adrenorrecepção da membrana celular em unidades relativas para determinar a atividade do CAC [89, 185, 163]. Desenvolveram e patentearam o método de determinação da β-ARM através da alteração do estado funcional dos eritrócitos na presença de substâncias adrenoactivas [53, 116]. O papel único do eritrócito como célula viva modelo do organismo e as propriedades únicas das suas membranas podem ser avaliadas por uma série de trabalhos.

Assim, foram encontradas alterações conformacionais nas membranas dos eritrócitos sob a ação de substâncias biologicamente activas, alterações no potencial cinético de electrões dos eritrócitos, o que indica a ação mediada destas substâncias sobre a permeabilidade e o transporte de iões nas membranas dos eritrócitos. As substâncias biologicamente activas, incluindo a adrenalina, alteram as propriedades eléctricas da superfície dos glóbulos vermelhos, reduzindo significativamente a carga eléctrica dos eritrócitos - [22, 72].

Neste processo, um papel significativo é desempenhado pela deformação da estrutura da membrana com uma subsequente alteração da permeabilidade a substâncias capazes de neutralizar a carga eléctrica da superfície. Os BAS não são apenas adsorvidos das membranas celulares, mas também interagem com os seus componentes, causando uma transformação conformacional nas proteínas da membrana com uma subsequente alteração da sua permeabilidade [121].

Atualmente, um dos métodos para determinar o estado individual do sistema simpatoadrenal é o estudo da adrenoreactividade da membrana [22, 53, 72]. De acordo com este método, os valores da reatividade β-adrenérgica da membrana (β-ARM) em 90% das pessoas praticamente saudáveis situam-se no intervalo de 2,0 - 20,0 unidades. Os valores individuais dos valores de β-ARM são estáveis durante muitas semanas e meses sob a condição de observância do regime habitual de trabalho e repouso para uma determinada pessoa. Com o aumento regular da atividade do CAC, os valores de β-ARM podem aumentar até 60 unidades. - [51, 116].

Assim, a nossa análise da literatura prova que, atualmente, praticamente não existem descrições de métodos abrangentes, adequados e não invasivos de exame de pessoas que vivem em regiões com diferentes níveis de carga antropotecnogénica. Por conseguinte, os dados científicos gerais apresentados convencem da necessidade de uma investigação específica sobre o estudo do teor de sódio, potássio, glicose e cortisol na saliva como indicadores de alterações do estado funcional do corpo humano, a fim de estudar a direção das reacções de adaptação nos migrantes que vivem nas condições da região agroindustrial com diferentes níveis de carga antropotecnogénica, bem como para a utilização posterior dos resultados obtidos em exames em massa de vários contingentes de pessoas de forma não invasiva, Tudo isto serviu de base para a escolha do tema de investigação.

Capítulo 2: MATERIAL E MÉTODOS DE INVESTIGAÇÃO

2.1 Características dos migrantes inquiridos que vivem na região de Lipetsk com diferentes níveis de carga antropotecnogénica

Durante a experiência, foi mantido um protocolo de testes, que incluía dados do questionário, incluindo apelido, nome, patronímico, morada, data de nascimento, sexo e período de residência em regiões com diferentes níveis de carga antropotecnogénica.

A distribuição das pessoas examinadas por sexo e idade é apresentada na Fig.1.

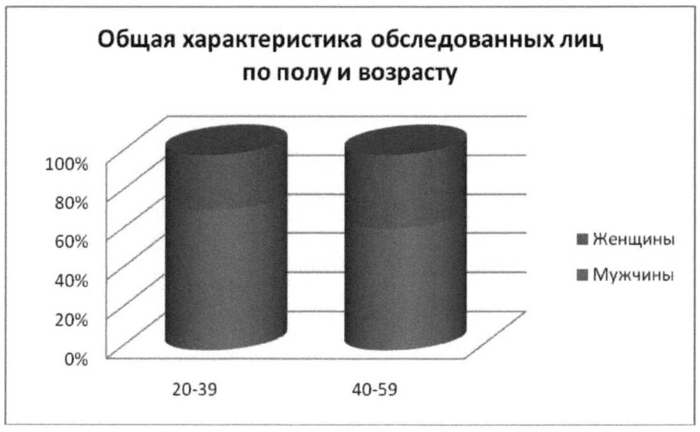

Fig. 1

A figura mostra que 191 (55%) pessoas foram examinadas entre os 20 e os 39 anos e 156 (45%) foram examinadas entre os 40 e os 59 anos. Entre todos os inquiridos, 67% eram homens e 33% mulheres.

O número de migrantes que vivem na região agroindustrial com diferentes níveis de carga antropotecnogénica é apresentado na Fig. 2.

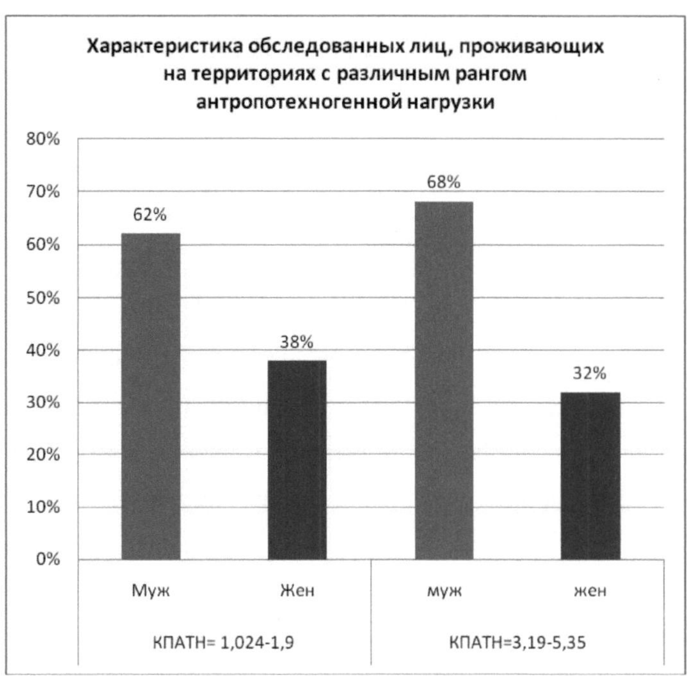

Fig. 2

A figura mostra que 161 (46%) pessoas foram inquiridas na zona de baixa carga antropogénica: homens 106 (66%) e 55 (34%) mulheres, e 186 (54%) pessoas foram inquiridas na zona de alta carga antropogénica: homens 128 (69%) e 58 (31%) mulheres.

Caracterização da região de Lipetsk com uma classificação baixa do indicador quantitativo de carga antropotecnogénica (KPATN=1,024-1,9)

No peso específico dos factores ambientais eco-patogénicos nos territórios da região de Lipetsk com um baixo nível de carga antropotecnogénica prevaleceu: aumento do teor de nitratos na água potável acima de 3 MAC e aumento do nível de fundo gama acima de 5mSv. Da lista provisória de factores ambientais com a sua possível influência na prevalência de algumas classes e grupos de doenças nestas áreas, não foi encontrado nenhum dos indicadores mais significativos de doenças dos sistemas geniturinário e endócrino. Estas áreas são consideradas seguras de acordo com os resultados das medições de factores físicos (ruído, vibração, microclima, CEM, iluminação) nos locais de trabalho. Os outros factores ambientais (físicos, químicos) foram registados em níveis inferiores aos valores admissíveis, o que permitiu classificar estes territórios da região e atribuí-los a zonas com uma classificação baixa de carga antropotecnogénica no ambiente externo (CPATN = 1,024 - 1,9).

Caracterização da região de Lipetsk com uma classificação elevada do indicador quantitativo da carga antropotecnogénica (CPATN=3,19- 5,35)

O peso específico dos factores ambientais ecopatogénicos nos territórios da região de Lipetsk com um elevado nível de carga antropotecnogénica foi dominado por aumento do número de amostras de água potável não padronizadas para indicadores químicos e microbiológicos (4-17%), aumento do nível de teor de ferro na água potável acima de 1 MAC, aumento da dureza da água potável acima de 1 MAC, aumento do nível de nitratos na água potável acima de 1 MAC, a classificação para o indicador total de água potável é mínima (> 5,39), o crescimento das emissões de óxidos de nitrogênio na atmosfera até 270 th. toneladas e aumento do nível de fundo gama de mais de 5mSv. Registou-se um aumento do volume de resíduos industriais brutos das classes de toxicidade 1-4. De acordo com o risco do impacto do ar atmosférico sobre a saúde da população urbana, a situação ecológica e higiénica da poluição atmosférica total (critério "P") foi avaliada como "forte" e "muito forte", e para algumas substâncias químicas (poeiras, dióxido de azoto, fenol, benzapireno, formaldeído, sulfureto de hidrogénio, naftaleno, chumbo) as concentrações excederam o MAC de 2 a 8 vezes, sendo prioritárias em termos de perigo. A parte urbana da contribuição da poluição química da água potável para o indicador complexo era bastante elevada e ascendia a 33,5 %. Ao mesmo tempo, observou-se um aumento periódico do MPC de selénio, berílio, arsénio, magnésio, cádmio, chumbo e ferro na água de consumo e a água representava um elevado grau de perigo potencial para a saúde pública.

Da lista indicativa de factores ambientais com a sua possível influência na prevalência de certas classes e grupos de doenças nestas zonas, não se verificou a presença de nenhum dos indicadores mais significativos de doenças do sistema endócrino. Estas zonas são classificadas como desfavoráveis de acordo com os resultados das medições dos factores físicos (ruído, vibrações, microclima, CEM, iluminação) nos locais de trabalho das mulheres. De acordo com o critério CPATH, as cidades e os bairros da zona podem ser caracterizados como zonas de alto risco e de alto risco no que respeita às doenças do aparelho geniturinário. Um quadro semelhante é observado em termos de classificação pelo coeficiente de correlação de Pearson do indicador total da qualidade dos alimentos e da qualidade da água potável. A combinação da ultrapassagem dos níveis de controlo para indicadores essencialmente significativos da composição ambiental conduziu a uma classificação elevada destes territórios da região na classificação do indicador complexo da carga antropogénica no ambiente externo (CPATN=3,19-5,35)

2.2. Estudo do sistema cardiovascular, tipos de avaliação integral dos mecanismos reguladores da pressão arterial e índice de alterações funcionais

No decurso da experiência, o sistema cardiovascular foi avaliado utilizando indicadores como a pressão arterial (PA): sistólica (SAD), diastólica (DBP), pressão de pulso (PP), volume sanguíneo médio (Mean), minuto (MOC), índice cardíaco (CI) e resistência vascular periférica específica (SPR), área corporal. O COI foi determinado pela fórmula: COI = (1,43 x COC x FC + 2,53) / 1000 (l/min). O SI foi determinado pela fórmula: [2)] SI = COI/Stt (l/min/m . Sr.D = (CAD - DAD) / 3 + DAD (mmHg). UPSS - de acordo com a fórmula: [-1.-5]UPSS = BPcr x80 / SI(din.s ver).

Com base nos índices listados, foram determinados os tipos de avaliações integrais dos mecanismos reguladores da pressão arterial.

Uma condição importante do exame fisiológico é ter em conta mesmo pequenas alterações nas capacidades funcionais do organismo, o que é essencial para a previsão de mudanças adversas e a sua prevenção. Neste caso, é necessário não só analisar e processar a informação médica e fisiológica primária, mas também obter avaliações integrais baseadas na "ponderação" objetiva e estatisticamente verificada de indicadores individuais. Como tais avaliações integrais, são utilizados vários índices funcionais bem comprovados em estudos psicofisiológicos, incluindo o índice de alterações funcionais (IFF), cuja determinação permite testemunhar objetivamente o nível dos processos de adaptação no organismo. O índice de alterações funcionais é calculado de acordo com a fórmula:

ИФИ=0,011хЧСС+0,014хСАД+0,008хДАД+0,014хВ+0,009хМТ-

0,009xP-0,27, где: FC - frequência cardíaca, batimentos/min; CAD - pressão arterial sistólica, mm Hg; DAD - pressão arterial diastólica, mm Hg; B - idade em anos; MT - peso corporal em kg; P - altura em cm. Os limites condicionais dos intervalos de valores do IFI para diferentes níveis de adaptação são: adaptação satisfatória - até 2,59; tensão dos mecanismos de adaptação - de 2,60 a 3,09; adaptação insatisfatória - de 3,09 a 3,49; falha dos mecanismos de adaptação - mais de 3,50.

2.3. Método de determinação da concentração dos iões sódio e potássio e da relação Na/K

Para determinar a concentração de iões de sódio e potássio e o rácio Na/K, a saliva foi recolhida cuspindo para um tubo de ensaio ou colocando um cotonete atrás da bochecha, seguido de centrifugação a 3000 - 20000 rpm durante 5-30 minutos. Para eliminar a espuma e a viscosidade da saliva devido à mucina, foi utilizado um método simples para a sua desnaturação - congelação e subsequente descongelação da saliva. Para uma avaliação correcta dos resultados, foram tidas em conta as condições de recolha - 1-3 horas após uma refeição. A recolha foi necessariamente precedida de um tratamento de higiene oral (enxaguamento), uma vez que a placa dentária contém uma grande quantidade de proteínas e enzimas. O método padrão de determinação de sódio e potássio no microanalisador bioquímico ALKALI tipo OR-266/I Radelix, Budapeste, Hungria - o dispositivo foi concebido para a determinação rápida e exacta da concentração de iões de potássio e sódio em fluidos biológicos. [3]Uma amostra de microvolume (volume não inferior a 50 mm) é suficiente para a medição de ambos os parâmetros. O aparelho é praticamente adequado para a determinação da concentração de potássio e sódio numa solução arbitrária. [3]O registo foi expresso em mmol/dm .

2.4. Método para a determinação da concentração de glucose e cortisol na saliva

A concentração de glucose foi determinada pelo método da glucose oxidase. A modificação do método da glucose oxidase no exame da saliva consistiu em determinar a quantidade necessária de saliva e reagentes, uma vez que a concentração de glucose na saliva é extremamente pequena. Verificou-se que a quantidade de saliva deve ser de 0,5 a 1 ml. A solução de trabalho foi preparada de acordo com as instruções. A solução-padrão de glucose do conjunto é diluída duas vezes: misturam-se 2,3 ml da solução e 7,2 ml de água bidestilada, toma-se 0,5 ml da mistura resultante, que é novamente diluída em 4,5 ml de água. A solução de glucose resultante, que contém 100 µmol/l de glucose, é utilizada como solução-padrão. A determinação é efectuada de acordo com o esquema apresentado no quadro 3

Quadro 1

Determinação da concentração de glucose na saliva

Amostra	Saliva (ml)	Deproteinismo. r-r (ml)	Padrão. r-r (ml)	Bidisteel. água (ml)
Com experiência	0.5	0.5	-	-
Padrão		0.5	0.5	-

Inativo		0.5	-	0.5

Os conteúdos das amostras são misturados, sedimentados durante 20 minutos e centrifugados a 3000 rpm durante 20 minutos, adicionando-se 3 ml da solução de trabalho a 0,5 ml de cada amostra.

[0]Os tubos são incubados num termóstato a 37 C durante 30 minutos e detectados colorimetricamente a 490 nm numa cuvete com um percurso relativo de 1 cm contra a água.

Cálculo:
$$\frac{\varepsilon_{on} - \varepsilon_{xo\varPi}}{\varepsilon_{cm} - \varepsilon_{xo\varPi}} \times 10\,(\text{ммоль}/\text{л})$$

εem que - extinção das amostras experimental, branco e padrão, respetivamente (Dubova L.I., 1990).

[125125]O teor de cortisol na saliva foi determinado por método radioimunológico utilizando os kits domésticos Steron-T-I e Steron-K-I-M.

O estudo revelou que o conteúdo de hormonas na saliva é significativamente mais baixo do que no plasma sanguíneo, pelo que modificámos o método da sua determinação na saliva. Após o descongelamento, a saliva foi centrifugada a 4000 rpm durante 10 minutos. Para o estudo, foi recolhido 1 ml de sobrenadante. Devido ao efeito "matriz" não específico da saliva, aparentemente causado pela mucina e outros mucopolissacáridos, procedeu-se à extração das hormonas com éter dietílico. Num tubo de ensaio, a 1 ml de sobrenadante, foram adicionados 5 ml de éter dietílico e agitados num Vertex durante 1 minuto, sendo depois a parte aquosa congelada. O éter foi destilado com uma bomba de jato de água. Para a determinação do cortisol, o resíduo seco resultante foi diluído com tampão fosfato de baixo peso molecular até ao volume original. Para o estudo, foram utilizados 0,05 ml da solução [88].

2.5. Método para determinar a caraterização do estado individual da reatividade CAC-adrenérgica através de alterações do estado funcional dos eritrócitos

O controlo do estado de saúde dos indivíduos que vivem num ambiente ecologicamente agressivo, bem como a avaliação das reservas funcionais e dos mecanismos da sua provisão, foi efectuado pelo indicador da reatividade beta-adrenérgica das membranas dos eritrócitos. A ativação do CAS pertence ao fator iniciador de stress que constitui o perigo de transição da fase de adaptação estável para a desadaptação. A identificação das fases iniciais dos processos de desadaptação pode fornecer material valioso para prevenir as consequências do fracasso da adaptação. O prognóstico desfavorável das alterações nas funções de resistência e SSS pode estar associado a uma maior reatividade emocional e a uma elevada atividade hormonal em condições de repouso e de atividade física. A ativação do sistema simpático-adrenal (CAS) pertence a um dos factores de stress mais bem estudados que constituem o perigo de transição da fase de adaptação estável para a desadaptação, a ocorrência de alterações destrutivas a nível celular e de alterações desreguladoras a nível sistémico.

A adrenoreactividade do organismo foi avaliada pelo efeito do β-adrenoblocker na osmorresistência dos eritrócitos. Para o efeito, foram colhidos 0,2 ml de sangue periférico a partir de uma punção do dedo, utilizando uma pipeta de vidro lavada com anticoagulante. A amostra de sangue na presença de uma solução tampão foi misturada com uma solução de substância reactiva adrenérgica, incubada à temperatura ambiente durante 15 minutos e depois centrifugada durante 10 minutos a 1500 rpm. A densidade ótica das amostras de controlo e experimentais em relação à solução salina foi medida a um comprimento de onda de 540 nm utilizando um electrofotocolorímetro KFK-2. O valor de β-ARM foi calculado de acordo com a fórmula em unidades convencionais. Os valores normais do índice β-ARM situam-se no intervalo de 2,0 a 20,0 unidades. Em caso de adrenoreactividade reduzida, o valor de β-ARM excede as 20,0 unidades.

2.6. Método de tratamento estatístico dos resultados da investigação.

Uma fase importante do processamento do material experimental recolhido é o processamento estatístico (matemático) dos resultados da investigação. Na nossa investigação, utilizámos métodos de estatística matemática. Para o efeito, escolhemos guias de estudo de vários autores. Os dados processados foram apresentados sob a forma de tabelas, bem como sob a forma de representação gráfica do material. No decurso do processamento estatístico dos resultados do estudo, fizemos a determinação das características da amostra: média aritmética, dispersão (segundo momento central), estimativa imparcial da dispersão, desvio padrão, coeficiente de variação. Foram também analisadas as leis de distribuição de cada parâmetro (concentração de sódio, potássio, glicose, cortisol, adrenoreactividade eritrocitária, parâmetros do sistema cardiovascular). Com base nesta análise, foram construídos histogramas, nos quais se verificou a normalidade da lei de distribuição através de critérios como a assimetria e o excesso. O tratamento estatístico dos dados obtidos foi efectuado num computador com o programa EXCEL.

Os métodos utilizados para examinar a população do estudo, as fases e o âmbito da investigação são apresentados nos quadros 2 e 3

Quadro 2

Métodos utilizados para inquirir a população do estudo

Métodos	Indicador avaliado
1. Determinação da concentração de sódio e potássio na saliva com o microanalisador bioquímico ALKALI - tipo OR-266/I Radelix (Menshikov V.V., 1987).	Concentração de iões de sódio e potássio na saliva
2 Determinação da concentração de glucose na saliva pelo método da glucose oxidase (Dubova L.I. et al., 1990).	Concentração de glucose na saliva
^{125} ^{125}3) Determinação da concentração de cortisol na saliva por método radioimunológico utilizando os kits domésticos Steron-T -I e Steron-K I-M (Malov Y.S., Karpov V.A., 1994).	Concentração de cortisol na saliva

4. Estudo do estado funcional do sistema cardiovascular: frequência cardíaca, pressão arterial pelo método Short. Determinação do índice de alteração funcional	- frequência cardíaca (FC); - pressão arterial (PA): sistólica (PAD), diastólica (PAD), pressão de pulso (PP), volume sanguíneo minuto, resistência vascular periférica total e específica, área de massa corporal, índice cardíaco. - tipos de avaliações integrais dos mecanismos reguladores da tensão arterial - Identificação dos níveis de adaptação
5. Determinação da caraterística do estado individual da adrenoreactividade do CAS através de alterações do estado funcional dos eritrócitos na presença de substância adrenoreactiva utilizando o electrofotocolorímetro KFK-2 (Dlusskaya I.G., 1995).	- reatividade beta-adrenérgica das membranas eritrocitárias em unidades convencionais, utilizando o kit de reagentes beta-ARM (AGAT-Med. Ltd., Moscovo).

Quadro 3

Fases e âmbito da investigação

	Estudo das particularidades sociais e médicas da população	número	Número de
Fases			estudos

	migrante da região, avaliação dos indicadores do estudo do estado funcional do organismo e das capacidades de adaptação dos indivíduos.	inquirido	
I	Análise da zona ecológica de residência, trabalho de acordo com o nível de CPATN, formação de grupos de observação	347	347
II	Inquérito à população imigrante da região que vive no território com um baixo nível de carga antropotecnogénica.	161	2394
III	Inquérito à população imigrante da região que vive no território com uma elevada carga antropotecnogénica.	186	2811
IV	Análise comparativa e de correlação. Modelação matemática do processo de adaptação por análise de regressão com base no estudo exaustivo efectuado.	347	3780
Número total de pessoas examinadas e de estudos efectuados		**347**	**9332**

Capítulo 3: ESTADO DOS NÍVEIS DO SISTEMA SIMPATOADRENAL E ÍNDICE DE ALTERAÇÕES FUNCIONAIS EM PESSOAS MIGRANTES QUE VIVEM EM REGIÕES COM DIFERENTES LESÕES ANTROPOTECNOGÉNICAS

3.1 Parâmetros hemodinâmicos básicos em indivíduos migrantes com diferentes durações de residência em condições de baixa e alta carga antropotecnogénica

Os resultados do estudo do SSS nos homens que vivem em zonas de baixa carga antropotecnogénica em função da idade estão reflectidos no quadro 4

Quadro 4

Índices cardiovasculares em homens que vivem em zonas com baixa carga antropotecnogénica em função da idade

Woz fábrica	PA (mmHg)			COI	RH	SI	USPS
	DAD	JARDIM	Cf.				
20-39	69,9± 1,6	126,8±1,7*	88,8±1,1***	6,15+0,1***	65,5±3,7*	3,4+0,1	24,1± 0,1
40-59	72,4±1,09	134,3±1,5	93,03 ± 1,7	6,4+0,06	73,8±1,6	3,5+0,09	25,0± 0,8

A tabela mostra que, nos homens com idades compreendidas entre os 40 e os 59 anos, em condições de baixa classificação da carga antropotecnogénica, a DAD, o COI e o SI aumentam de forma insignificante, a UPSS praticamente não se altera e aumenta significativamente a CAD, a Cp e a FC.

Os resultados do estudo do SSS em mulheres que vivem em condições com um baixo nível de carga antropotecnogénica em função da idade estão reflectidos no Quadro 5

Quadro 5

Indicadores do sistema cardiovascular em mulheres que vivem em zonas com baixa carga antropotecnogénica em função da idade

Wo z fáb ric a	PA (mmHg)			COI	RH	SI	USP S
	DAD	JARDIM	Cf.				
20-39	67,7±1,4*	129,2±1,05*	88,2±1,8*	6,3+0,08**	71,9±2,1**	3,5+0,14**	26,1 ± 0,1
40-59	80,2±1,9	139,4±2,03	99,9 ± 1,2	6,5+0,09	78,3±2,1	3,8+ 0,1	27,4 ± 1,3

A tabela mostra que, nas mulheres com idades compreendidas entre os 40 e os 59 anos que vivem em condições de baixa carga antropotecnogénica, os índices de DA, CAD, Cp e HR aumentam significativamente, o IOC e o SI aumentam de forma insignificante e o UPSS permanece praticamente inalterado

Os resultados do estudo do SSS em homens que vivem em condições de elevada carga antropotecnogénica em função da idade estão reflectidos no Quadro 6

Quadro 6

Indicadores do sistema cardiovascular em homens que vivem em zonas com elevada carga antropotecnogénica em função da idade

Idade	PA (mmHg)						
	DAD	JARDIM	Cf.	COI	RH	SI	USPS
20-39	54,5 ± 2,1*	137,5 ± 4,2***	82,16 ± 1,3*	6,3+0,04***	± 84.3 2.6***	3,8+ 0,01**	23,1 ± 0,8**
40-59	84,2 ± 5,2	143,8 ± 3,9	104,06 ± 2,2	6,5+0,15	± 76.3 2.8	4,1 ± 0,12	26,7 ± 0,4

* p<0,001; **p<0,01; ***p<0,05

A tabela mostra que, nos homens com idades compreendidas entre os 40 e os 59 anos que vivem em condições de elevada carga antropotecnogénica, se verifica um aumento acentuado da DAD (em 30,3 mm.Hg), que está associado a um aumento da UPSS, bem como um aumento da CAD, da FC, da Cp e um ligeiro aumento do COI e do SI.

Os resultados dos índices de SSS nas mulheres que vivem em condições de elevada carga antropotecnogénica em função da idade estão reflectidos no Quadro 7.

Quadro 7

Indicadores do sistema cardiovascular em mulheres que vivem em zonas com elevada carga antropotecnogénica em função da idade

Idade	PA (mmHg)			COI	RH	SI	USPS
	DA D	JAR DIM	Cf.	COI	RH	SI	USPS
20-39	66,1 ± 1,9*	128,5 ± 1,5*	86,9 ± 2,1*	6,4+0,0 9	± 69.7 3.2***	3,9±0,0 7	27,5 ± 0,9
40-59	87,7 ± 2,02	149,1 ± 1,8	108,2 ± 1,9	6,5+0,0 1	± 74.2 2.1	4,04 ± 0,08	28,4 ± 1,2

* p<0,001; **p<0,01; ***p<0,05

A tabela mostra que, nas mulheres com idades compreendidas entre os 40 e os 59 anos, em condições de elevada carga antropotecnogénica, todos os índices estudados, com exceção do COI e da UPSS, estão significativamente aumentados.

Os resultados dos índices SSS em homens com idades compreendidas entre os 20 e os 39 anos que vivem em condições de baixa e alta classificação de carga antropotecnogénica estão reflectidos na Fig.3

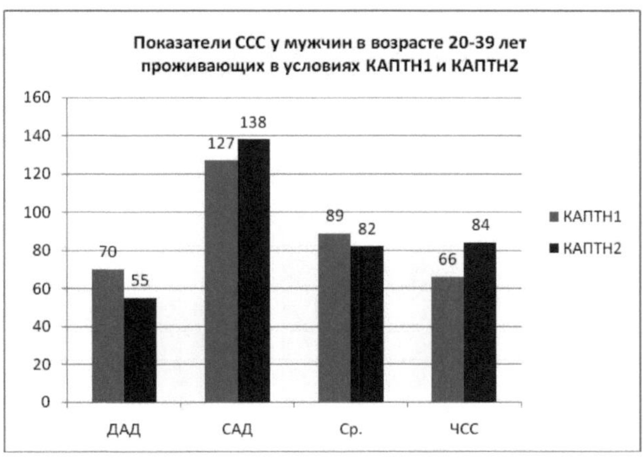

* p<0,001; **p<0,01; ***p<0,05 **Fig.3**

A figura mostra que, nos homens com idades compreendidas entre os 20 e os 39 anos, em condições de elevada carga antropotecnogénica, se verifica uma diminuição significativa do SAD e da FC, a que se associa uma ligeira diminuição do PSS. Verifica-se um aumento significativo do SAD e da FC. Os resultados dos índices de SSS nos homens com idades compreendidas entre os 40 e os 59 anos que vivem em condições de baixa e alta carga antropotecnogénica estão reflectidos na Fig. 4

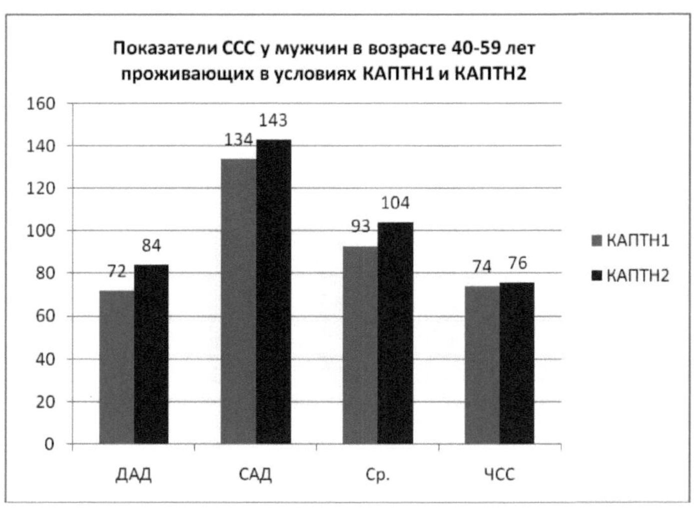

Fig. 4

A figura mostra que, nos homens com idades compreendidas entre os 40 e os 59 anos, em condições de elevada carga antropotecnogénica, todos os indicadores estudados aumentam. É de salientar que, em condições de elevada carga antropotecnogénica, nos homens com idades compreendidas entre os 20 e os 39 anos, a DAD diminui significativamente, e nos homens com idades compreendidas entre os 40 e os 59 anos, este indicador aumenta significativamente.

Os resultados dos índices SSS em mulheres com idades compreendidas entre os 20 e os 39 anos que vivem em condições de baixa e alta classificação de carga antropotecnogénica estão reflectidos na Fig. 5

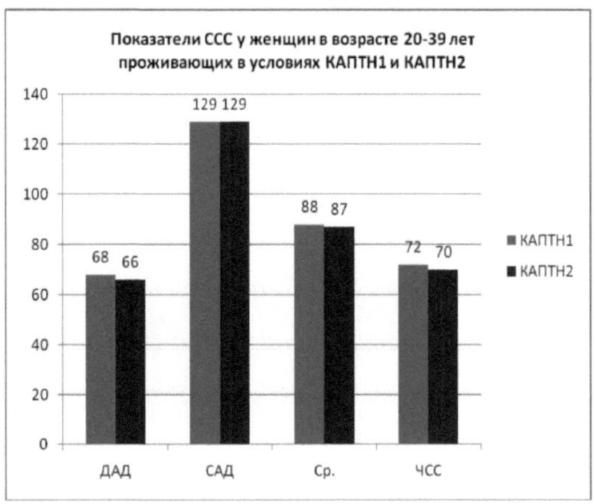

Fig. 6

A figura mostra que, nas mulheres com idades compreendidas entre os 20 e os 39 anos, em condições com uma classificação elevada de carga antropotecnogénica, todos os indicadores são quase os mesmos que em condições com uma classificação baixa de carga antropotecnogénica.

Os resultados dos índices SSS em mulheres com idades compreendidas entre os 40 e os 59 anos que vivem em condições de baixa e alta classificação de carga antropotecnogénica estão reflectidos na Fig. 7

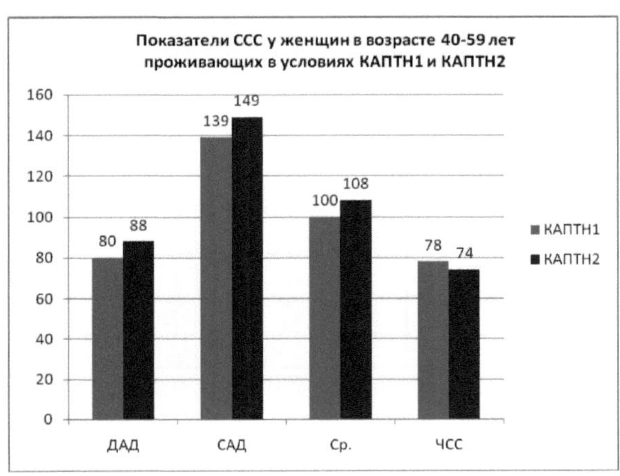

A figura mostra que, nas mulheres com idades compreendidas entre os 40 e os 59 anos, em condições de elevada carga antropotecnogénica, todos os índices, exceto o COI, aumentam.

Os resultados dos índices de SSS em homens e mulheres com idades compreendidas entre os 20 e os 39 anos que vivem em condições de baixa classificação de carga antropotecnogénica estão reflectidos no Quadro 8.

O quadro mostra que os índices de SSS nos homens com idades compreendidas entre os 20 e os 39 anos que vivem em condições de baixa carga antropotecnogénica não diferem praticamente dos das mulheres.

Tabela 8

Índices do sistema cardiovascular em homens e mulheres residentes em áreas com baixo nível de carga antropotecnogénica na idade de 20-39 anos

Paulo	PA (mmHg)						
	DAD	JARDIM	Cf.	COI	RH	SI	USPS
Mari do fileir as	69,9± 1,6	126,8±1,7	88,8 6 ± 1,1	6,15+0, 1	65,5±3,7** *	3,4+0,1	24,1 ± 0,1** *
Mulh er mulh eres	67,7±1, 4	129,2±1,0 5	88,2 ± 1,8	6,3+0,0 8	71,9±2,1	3,5+0,1 4	26,1 ± 0,1

***p<0,05

Os resultados dos índices de SSS em homens e mulheres com idades compreendidas entre os 40 e os 59 anos que vivem em condições de baixa classificação da carga antropotecnogénica estão reflectidos no Quadro 9

Quadro 9

Índices cardiovasculares em homens e mulheres que vivem em áreas com baixa carga antropotecnogénica na idade de 40-59 anos

Paulo	PA (mmHg)						
	DAD	JARDIM	Cf.	COI	RH	SI	USPS
Marido fileiras	72,4±1,09**	134,3±1,5***	93,03 ± 2,7***	6,4+0,06	73,8±1,6***	3,5+0,09	25,0 ± 0,8
Mulheres Ny	80,2±1,9	139,4±2,03	99,9 ± 3,2	6,5+0,09	78,3±2,1	3,8+0,1	27,4 ± 1,3

**p<0,01; ***p<0,05

A tabela mostra que todos os índices SSS nas mulheres com idades compreendidas entre os 40 e os 59 anos que vivem em condições de baixa carga antropotecnogénica aumentam em relação aos homens.

Os resultados dos índices SSS em homens e mulheres com idades compreendidas entre os 20 e os 39 anos que vivem em condições de elevada carga antropotecnogénica estão reflectidos no Quadro 10.

quadro 10

Índices cardiovasculares em homens e mulheres que vivem em áreas com elevada carga antropotecnogénica na idade de 20-39 anos

Paulo	PA (mmHg)						
	DAD	JAR DIM	Cf.	COI	RH	SI	USPS
Homens	54,5 ± 2,1*	137,5 ± 2,2**	82,16 ± 1,3**	6,3+0,04	± 84.3 2.6**	3,8+ 0,01	23,1 ± 0,8
Mulheres	66,1 ± 1,9	128,5 ± 1,5	88,9 ± 2,1	6,4+0,09	± 69.7 3.2	3,9 ± 0,07	27,5 ± 0,9**

* p<0,001; **p<0,01;

A tabela mostra que as mulheres com idades compreendidas entre os 20 e os 39 anos que vivem em condições de elevada carga antropotecnogénica têm um aumento significativo da PAM, o que é explicado por um aumento do RRSS. Registam também um aumento da Cp, e a CAD e a FC diminuem. O MOC e o SI das mulheres praticamente não diferem dos dos homens.

Os resultados dos índices de SSS em homens e mulheres com idades compreendidas entre os 40 e os 59 anos que vivem em condições de elevada carga antropotecnogénica estão reflectidos no Quadro 11.

quadro 11

Índices cardiovasculares em homens e mulheres que vivem em áreas com elevada carga antropotecnogénica na idade de 40-59 anos

Paulo	PA (mmHg)						
	DAD	JARD IM	Cf.	COI	RH	SI	USPS
Homens	84,2 ± 5,2	143,8 ± 3,9***	104,1 ± 2,2***	6,5+0,1 5	± 76.3 2.8	4,1 ± 0,12	26,7 ± 0,4***
Mulheres	87,7 ± 2,02	149,1 ± 1,8	108,2 ± 1,9	6,5+0,0 1	± 74.2 2.1	4,04 ± 0,08	28,4 ± 1,2

***p<0,05

A tabela mostra que, nas mulheres com idades compreendidas entre os 40 e os 59 anos que vivem em condições de elevada carga antropotecnogénica, há um aumento da PAM, da DAC, da RS e da PCR em comparação com os dados dos homens. MOC, SI e FC praticamente não diferem dos homens.

Assim, uma análise comparativa dos parâmetros específicos do sistema cardiovascular em função da idade mostra que, nos homens com idades compreendidas entre os 40 e os 59 anos, em condições de baixa carga antropotecnogénica, a DA, o COI e o SI aumentam de forma insignificante e a CAD, a Cp e a FC aumentam significativamente. Nas mulheres, observam-se alterações semelhantes, mas com um aumento mais significativo do SAD. Em condições de carga antropotecnogénica elevada, nos homens, verifica-se um aumento acentuado da AD (30,3 mmHg), que está associado a um aumento da UPSS, bem como um

49

aumento da CAD, da FC, da CBC e um ligeiro aumento do COI e do SI. Nas mulheres, em menor escala, verifica-se um aumento da DAV, uma vez que praticamente não se registam alterações no PPSS.

A análise comparativa dos índices de SSS em função da gravidade dos factores ecopatogénicos mostra que, nos homens com idades compreendidas entre os 20 e os 39 anos, em condições de elevada carga antropotecnogénica, há uma diminuição significativa da SAD e da FC, que está associada a uma certa diminuição do EPSS. Verifica-se um aumento significativo do SAD e da FC, e na idade de 40-59 anos todos os índices estudados aumentam. É de salientar que, em condições com uma classificação elevada de carga antropotecnogénica nos homens com 20-39 anos de idade, o DAD diminui significativamente e, aos 40-59 anos de idade, este indicador aumenta significativamente. Nas mulheres com idades compreendidas entre os 20 e os 39 anos, em condições com uma classificação elevada de carga antropotecnogénica, todos os índices permanecem praticamente os mesmos que em condições com uma classificação baixa de carga antropotecnogénica, e na idade de 40-59 anos - todos os índices, exceto o IOC, aumentam.

A análise comparativa do SSS em homens e mulheres mostra que, nos homens com idades compreendidas entre os 20 e os 39 anos que vivem em condições com um baixo nível de carga antropotecnogénica, os índices estudados praticamente não diferem dos das mulheres e, na idade de 40-59 anos, todos os índices são menores. Em condições com um elevado nível de carga antropotecnogénica, as mulheres com 20-39 anos de idade aumentam significativamente o SAD, o Cp e o SAD e a FC diminuem, o IOC e o SI praticamente não diferem dos homens. Na idade de 40-59 anos, o DAD, CAD, SR. e HR aumentam, e o IOC, SI e HR praticamente não diferem dos homens.

O índice de alterações funcionais (FFI) foi utilizado para a avaliação quantitativa das capacidades de adaptação. Verificou-se que as capacidades de adaptação do organismo dependem do período de residência em novas condições. Os resultados da distribuição dos migrantes em função do período de residência no que respeita ao nível de adaptação são apresentados na Fig. 8

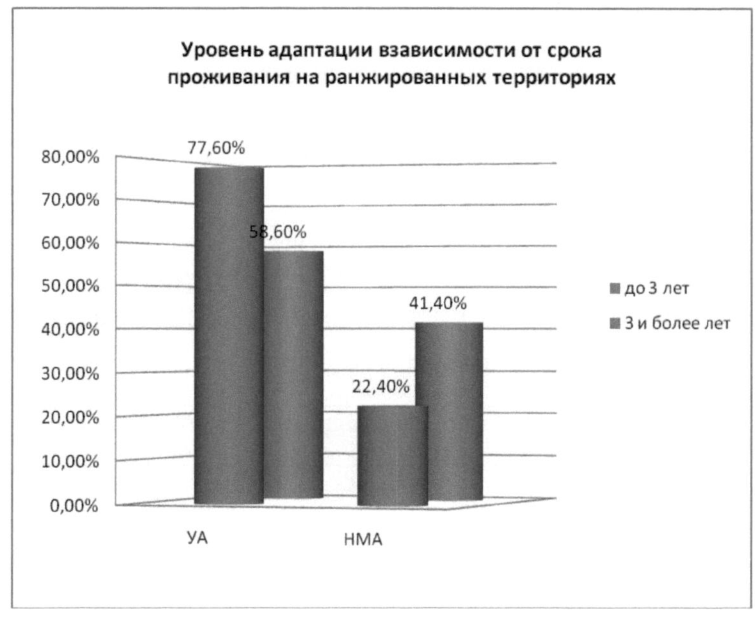

Fig. 8

A figura mostra que, entre os inquiridos com um período de residência até 3 anos, 77,6% são pessoas com uma adaptação satisfatória (SA) e 22,4% com mecanismos de adaptação tensos (SMA). Entre os que residem há 3 anos ou mais, o número de pessoas com AA diminui para 58,6% e o número de pessoas com NMA duplica (41,4%)

3.2. **Avaliação de avaliações clínicas integrais de produtos regulamentares**

Mecanismos de pressão arterial em indivíduos migrantes com diferentes durações de residência em condições de carga antropotecnogénica baixa e elevada

A prevalência de tipos de mecanismos reguladores da pressão sanguínea em homens, dependendo da idade, que vivem em condições com baixo nível de carga antropotecnogénica está reflectida no Quadro 12.

Quadro 12

Tipos de mecanismos reguladores da PA (%) em homens, de acordo com a idade, que vivem em áreas com baixa classificação de carga antropotecnogénica

Idade	Avaliação integral (diagnóstico funcional) - estado			
	Normotoni penal	Condições limítrofes	Hipotonia penal	Hipertensão penal
20-39 anos	14,2	11,7	5	69,1
40-59 anos de idade	13,9	14,6	3,1	68,4

O quadro mostra que, em condições de baixa carga antropotecnogénica, a maior parte dos homens examinados (69,1%), com idades compreendidas entre os 20 e os 39 anos, apresenta um mecanismo de regulação da PA de tipo hipertensivo. Apenas um em cada sete homens examinados tem o tipo normotónico. O mesmo padrão é observado nos homens examinados com idades compreendidas entre os 40 e os 59 anos.

A prevalência dos tipos de mecanismos reguladores da pressão arterial nas mulheres, em função da idade, que vivem em condições de baixa carga antropotecnogénica é apresentada no quadro 13.

Quadro 13

Tipos de mecanismos reguladores da PA (%) em mulheres dependentes da idade que vivem em zonas com baixas cargas antropotecnogénicas

Idade	Avaliação integral (diagnóstico funcional) - estado			
	Normotoni categóricas	Condições limítrofes	Hipotonia categóricas	Hipertensão penal
20-39 anos	9,1	15,9	4,5	70,5
40-59 anos de idade	4,7	17,9	6,5	70,9

O quadro mostra que, em condições de baixa carga antropotecnogénica, a maioria das mulheres examinadas (70%) com idades compreendidas entre os 20 e os 39 anos e entre os 40 e os 59 anos apresenta um mecanismo de regulação da PA de tipo hipertónico. Nas mulheres com idades compreendidas entre os 40 e os 59 anos, o número de pessoas com um tipo normotónico diminui duas vezes.

A prevalência dos tipos de mecanismos reguladores da pressão arterial nos homens, em função da idade, que vivem em condições de elevada carga antropotecnogénica, é apresentada no quadro 14.

Quadro 14

Tipos de mecanismos reguladores da PA (%) em homens

dependentes da idade que vivem em áreas com cargas

antropotecnogénicas elevadas

Idade	Avaliação integral (diagnóstico funcional) - estado			
	Normotoni categóricas	Condições limítrofes	Hipotonia categóricas	Hipertensão penal
20-39 anos	7,1	11,8	0	81,1
40-59 anos de idade	8,6	13,1	0	78,3

O quadro mostra que, em condições de elevada carga antropotecnogénica, a maior parte dos homens examinados com idades compreendidas entre os 20 e os 39 anos (81,1%) e entre os 40 e os 59 anos (78,3%) apresenta um mecanismo regulador da PA de tipo hipertensivo. Em ambos os grupos etários não há pessoas com o tipo hipotónico.

A prevalência dos tipos de mecanismos reguladores da pressão arterial nas mulheres, em função da idade, que vivem em condições de elevada carga antropotecnogénica é apresentada no quadro 15.

Avaliação clínica integral dos mecanismos reguladores da PA (%) em mulheres, em função da idade, que vivem em zonas com cargas antropotecnogénicas elevadas

Idade	Avaliação integral (diagnóstico funcional) - estado			
	Normotoni penal	Condições limítrofes	Hipotonia penal	Hipertensão penal
20-39 anos	7,4	16,6	0	76,0
40-59 anos de idade	12,3	7,3	0	79,1

A tabela mostra que, em condições de elevada carga antropotecnogénica, a maioria das mulheres examinadas com idades compreendidas entre os 20 e os 39 anos (76%) e entre os 40 e os 59 anos (79,1%) apresenta um mecanismo regulador da PA do tipo hipertensivo. Em ambos os grupos etários não há pessoas com o tipo hipotónico. Na faixa etária dos 40-59 anos, o número de mulheres examinadas com tipo normotónico aumenta e o número de pessoas com estado limítrofe diminui duas vezes.

A prevalência dos tipos de mecanismos reguladores da pressão arterial em homens com idades compreendidas entre os 20 e os 39 anos que vivem em condições de baixa e alta carga antropotecnogénica é apresentada na Fig.9

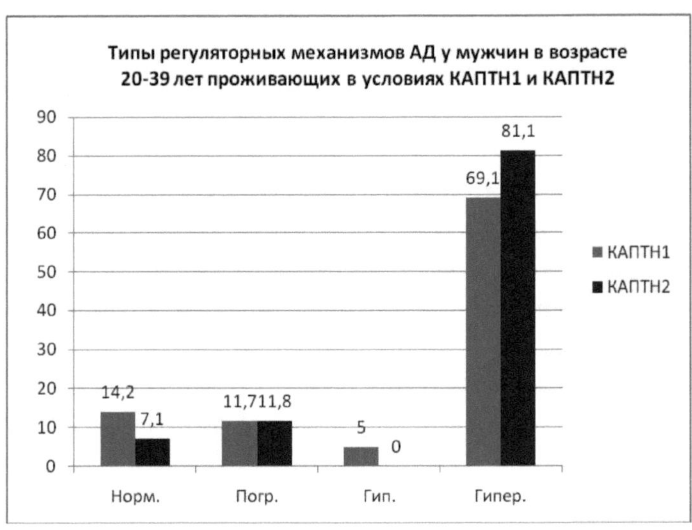

Fig. 9

A figura mostra que, nos homens com idades compreendidas entre os 20 e os 39 anos, em condições de elevada carga antropotecnogénica, o número de pessoas com tipo normotónico diminui duas vezes, não há pessoas com tipo hipotónico e o número de pessoas com tipo hipertensivo aumenta 12%.

A prevalência dos tipos de mecanismos reguladores da pressão sanguínea em homens com idades compreendidas entre os 40 e os 59 anos que vivem em condições de baixa e alta carga antropotecnogénica é apresentada na Fig. 10

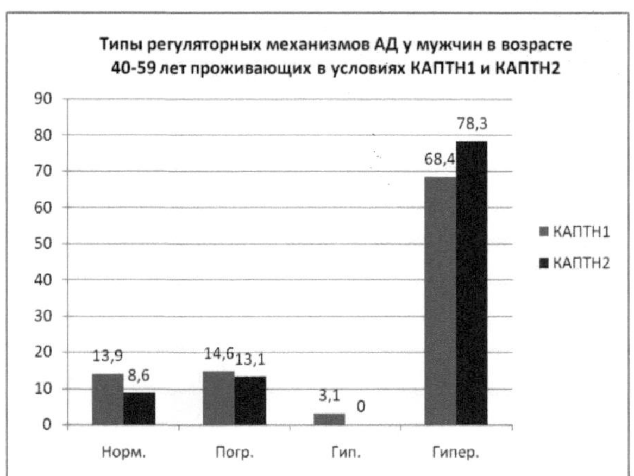

Fig. 10

A figura mostra que a dinâmica dos tipos de mecanismos reguladores da PA em homens com idades entre os 40 e os 59 anos em condições de elevada carga antropotecnogénica é a mesma que na idade de 20-39 anos.

A prevalência dos tipos de mecanismos reguladores da pressão arterial em mulheres com idades compreendidas entre os 20 e os 39 anos, que vivem em condições de baixa e alta carga antropotecnogénica, está reflectida na Fig.11.

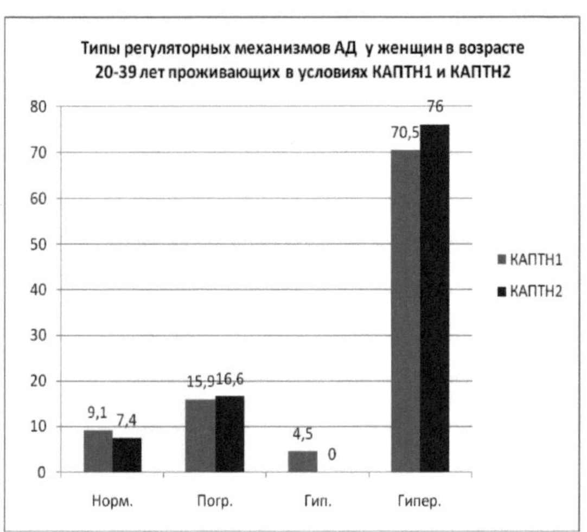

Fig. 11

A figura mostra que nas mulheres com idades compreendidas entre os 20 e os 39 anos, em condições de elevada carga antropotecnogénica, não há indivíduos com tipo hipotónico e o número de indivíduos com tipo hipertensivo aumenta.

A prevalência dos tipos de mecanismos reguladores da pressão sanguínea em mulheres com idades compreendidas entre os 40 e os 59 anos, que vivem em condições de baixa e alta carga antropotecnogénica, está reflectida na Fig. 12

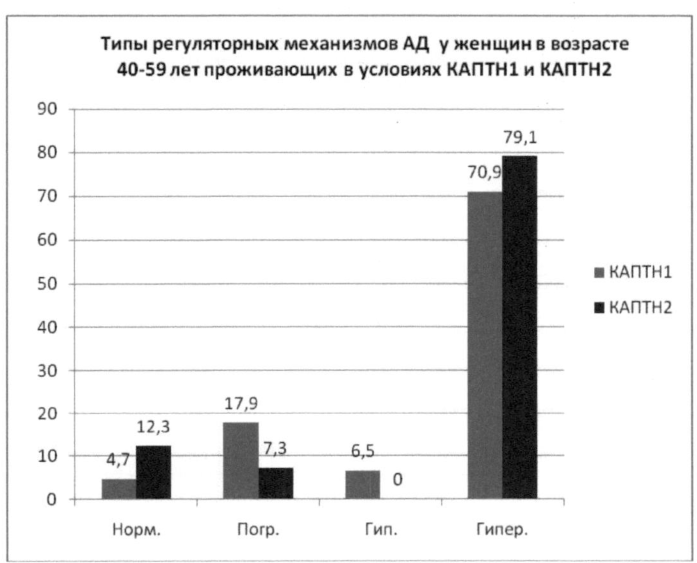

Fig. 12

A figura mostra que, nas mulheres com idades compreendidas entre os 40 e os 59 anos, em condições de elevada carga antropotecnogénica, aumenta em três vezes o número de pessoas com tipo normotónico, diminui em mais de duas vezes o número de examinadas com estado limítrofe, não há pessoas com tipo hipotónico e o número de pessoas com tipo hipertensivo aumenta em quase 10%.

A prevalência dos tipos de mecanismos reguladores da pressão arterial em homens e mulheres com idades compreendidas entre os 20 e os 39 anos que vivem em condições de baixa carga antropotecnogénica é apresentada no Quadro 16.

Quadro 16

Tipos de mecanismos reguladores da PA (%) em homens e mulheres com idades compreendidas entre os 20 e os 39 anos, residentes em zonas com baixa classificação de cargas antropotecnogénicas

Paulo	Avaliação integral (diagnóstico funcional) - estado			
	Normotoni categóricas	Condições limítrofes	hipotensão categóricas	Hipertensã o categóricas
Homens	14,2	11,7	5	69,1
Mulheres	9,1	15,9	4,5	70,5

O quadro mostra que, entre as mulheres examinadas com idades compreendidas entre os 20 e os 39 anos, em condições de baixa carga antropotecnogénica, em comparação com os homens examinados, o número de pessoas com um tipo normotónico diminui e o número de pessoas com uma condição limítrofe aumenta.

A prevalência dos tipos de mecanismos reguladores da pressão arterial em homens e mulheres com idades compreendidas entre os 40 e os 59 anos que vivem em condições de baixa carga antropotecnogénica é apresentada no Quadro 17.

O quadro mostra que, entre as mulheres examinadas com idades compreendidas entre os 40 e os 59 anos em condições de baixa carga antropotecnogénica, em comparação com os homens examinados, o número de pessoas com tipo normotónico diminui três vezes e o número de pessoas com tipo hipotónico aumenta duas vezes.

Quadro 17

Tipos de mecanismos reguladores da PA (%) em homens e mulheres com idades compreendidas entre os 40 e os 59 anos, residentes em zonas com baixa classificação de cargas antropotecnogénicas

Paulo	Avaliação integral (diagnóstico funcional) - estado			
	Normotoni penal	Condições limítrofes	hipotensão penal	Hipertensã o penal
Homens	13,9	14,6	3,1	68,4
Mulheres	4,7	17,9	6,5	70,9

A prevalência dos tipos de mecanismos reguladores da pressão arterial em homens e mulheres com idades compreendidas entre os 20 e os 39 anos que vivem em condições de elevada carga antropotecnogénica é apresentada no Quadro 18.

Quadro 18

Tipos de mecanismos reguladores da PA (%) em homens e mulheres com idades compreendidas entre os 20 e os 39 anos, residentes em zonas com elevada classificação de cargas antropotecnogénicas

Paulo	Avaliação integral (diagnóstico funcional) - estado			
	Normotoni categóricas	Condições limítrofes	hipotensão categóricas	Hipertensã o categóricas
Homens	7,1	11,8	0	81,1
Mulheres	7,4	16,6	0	76,0

O quadro mostra que, entre as mulheres examinadas com idades compreendidas entre os 20 e os 39 anos, em condições com uma elevada carga antropotecnogénica, em comparação com os homens examinados, o número de pessoas com uma condição limite aumenta e diminui com o tipo hipertónico. Entre os homens e as mulheres examinados não há pessoas com um tipo hipotónico.

A prevalência dos tipos de mecanismos reguladores da pressão arterial em homens e mulheres com idades compreendidas entre os 40 e os 59 anos que vivem em condições de elevada carga antropotecnogénica é apresentada no Quadro 19.

Quadro 19

Avaliação clínica integral dos mecanismos reguladores da PA (%) em homens e mulheres com idades compreendidas entre os 40 e os 59 anos, residentes em zonas com elevadas cargas antropotecnogénicas

Paulo	Avaliação integral (diagnóstico funcional) - estado			
	Normotoni categóricas	Condições limítrofes	hipotensão penal	Hipertensão penal
Homens	8,6	13,1	0	78,3
Mulheres	12,3	7,3	0	79,1

O quadro mostra que, entre as mulheres examinadas com idades compreendidas entre os 40 e os 59 anos, em condições de elevada carga antropotecnogénica, em comparação com os homens examinados, o número de pessoas com tipo normotónico aumenta e o número de pessoas com estado limite diminui quase duas vezes. Entre os homens e mulheres examinados não há pessoas com tipo hipotónico.

Assim, em condições de baixa carga antropotecnogénica, a maioria das mulheres examinadas (70%) com idades compreendidas entre os 20 e os 39 anos e entre os 40 e os 59 anos apresenta um mecanismo regulador da PA de tipo hipertensivo. Em condições de elevada carga antropotecnogénica, o número de mulheres examinadas com tipo hipertensivo aumenta para 79,1% e não há pessoas com tipo hipotónico. Entre os homens examinados em condições de elevada carga antropotecnogénica, o número de pessoas com tipo normotónico diminui duas vezes, não há pessoas com tipo hipotónico e o número de pessoas com tipo hipertensivo aumenta 12%. Verificou-se que, entre as mulheres examinadas com idades compreendidas entre os 40 e os 59 anos, em condições de baixa carga antropotecnogénica, em comparação com os homens examinados, o número de pessoas com tipo normotónico diminui três vezes e o número de pessoas com tipo hipotónico aumenta duas vezes.

Os resultados dos tipos de mecanismos reguladores da PA nos homens, em função do período de residência em condições de baixa carga antropotecnogénica, estão reflectidos no Quadro 20

Tabela 20

Tipos de mecanismos de regulação da PA nos homens em função do período de residência em condições antropotecnogénicas de baixo nível

Duração da estadia	Tipos de mecanismos de regulação da DA

	Normotoni categóricas	situações-limite	hipotensão penal	Hipertensã o penal
Até 3 anos	7,0	11,5	3,2	78,3
3 ou mais	14,2	8,9	0	76,9

A tabela mostra que, nos territórios com baixa carga antropotecnogénica, o número de homens examinados com tipo hipertensivo praticamente não se altera em função do período de residência. Com o aumento do tempo de residência nos territórios classificados, verifica-se um aumento do número de pessoas com tipo normotónico, uma diminuição do número de pessoas com estado limítrofe e nenhuma pessoa com tipo hipotónico.

Os resultados dos tipos de mecanismos reguladores da PA nas mulheres em função do período de residência em condições de baixa carga antropotecnogénica estão reflectidos no Quadro 21

Quadro 21

Tipos de mecanismos de regulação da PA nas mulheres em função do período de residência em condições antropotecnogénicas de baixo nível

Duração da estadia	Tipos de mecanismos de regulação da DA			
	Normotoni penal	situações-limite	Hipotonia penal	Hipertensã o penal
Até 3 anos	10,2	12,9	3,1	73,8
3 ou mais	20,1	6	0	73,9

A tabela mostra que, nos territórios com baixa carga antropotecnogénica, o número de mulheres examinadas com tipo hipertensivo praticamente não se altera em função do período de residência. Com o aumento do tempo de residência nos territórios classificados, verifica-se um aumento do número de pessoas com tipo normotónico, uma diminuição do número de pessoas com estado limítrofe e nenhuma pessoa com tipo hipotónico.

Os resultados dos tipos de mecanismos reguladores da PA nos homens, em função do período de residência em condições de elevada carga antropotecnogénica, estão reflectidos no Quadro 22

Quadro 22

Tipos de mecanismos de regulação da PA nos homens em função do período de residência em condições de elevada carga antropotecnogénica

Duração da estadia	Tipos de mecanismos de regulação da DA			
	Normotoni categóricas	condições-limite	hipotensão categóricas	Hipertensã o categóricas
Até 3 anos	3,8	14,3	0	81,9
3 ou mais	13,6	7,5	0	78,9

A tabela mostra que, nos territórios com elevada carga antropotecnogénica, o número de homens examinados com tipo hipertensivo praticamente não se altera em função do período de residência. Com o aumento do tempo de residência nos territórios classificados, o número de pessoas com tipo normotónico aumenta 4 vezes, o número de pessoas com estado limítrofe diminui duas vezes e não há pessoas com tipo hipotónico.

Os resultados dos tipos de mecanismos reguladores da PA nas mulheres, em função do período de residência em condições de elevada carga antropotecnogénica, estão reflectidos no Quadro 23

Quadro 23

Tipos de mecanismos de regulação da PA nas mulheres em função do tempo de residência em condições de elevada carga antropotecnogénica

Duração da estadia	Tipos de mecanismos de regulação da DA			
	Normotoni categóricas	situações-limite	hipotensão categóricas	Hipertensã o categóricas
Até 3 anos	9,0	13,7	0	77,3
3 ou mais	18,2	7,5	0	74,3

A tabela mostra que, nos territórios com elevada carga antropotecnogénica, o número de mulheres examinadas com tipo hipertensivo praticamente não se altera em função do período de residência. Com o aumento do tempo de residência nos territórios classificados, o número de pessoas com tipo normotónico aumenta duas vezes, o número de pessoas com estado limítrofe diminui duas vezes e não há pessoas com tipo hipotónico.

Os resultados dos tipos de mecanismos reguladores da PA em homens e mulheres com um período de residência de até três anos em condições com uma baixa classificação de carga antropotecnogénica estão reflectidos na Tabela 24.

Quadro 24

Tipos de mecanismos reguladores da PA em homens e mulheres com até 3 anos de residência em condições com baixo nível de carga antropotecnogénica

Paulo	Tipos de mecanismos de regulação da DA			
	Normotoni penal	condições-limite	hipotensão penal	Hipertensão penal
Homens	7,0	11,5	3,2	78,3
Mulheres	10,2	12,9	3,1	73,8

A tabela mostra que o número de pessoas com tipo normotónico aumenta e o número de pessoas com tipo hipertónico diminui nas mulheres examinadas com o período de residência até três anos em condições com baixo nível de carga antropotecnogénica em comparação com os homens examinados.

Os resultados dos tipos de mecanismos reguladores da PA em homens e mulheres com 3 e mais anos de residência em condições de baixa carga antropotecnogénica estão reflectidos na Tabela 25

Quadro 25

Tipos de mecanismos reguladores da PA em homens e mulheres com 3 e mais anos de idade em condições de baixo nível de carga antropotecnogénica

Paulo	Tipos de mecanismos de regulação da DA			
	Normotoni penal	condições-limite	hipotensão penal	Hipertensã o penal
Homens	14,2	8,9	0	76,9
Mulheres	20,1	6	0	73,9

O quadro mostra que o número de pessoas com tipo normotónico aumenta e o número de pessoas com tipo hipertensivo diminui nas mulheres examinadas com um período de residência de 3 ou mais anos em condições com baixa carga antropotecnogénica, em comparação com os homens examinados.

Os resultados dos tipos de mecanismos reguladores da PA em homens e mulheres com um período de residência de até 3 anos em condições com um elevado nível de carga antropotecnogénica estão reflectidos no Quadro 26

Quadro 26

Tipos de mecanismos reguladores da PA em homens e mulheres com até 3 anos de idade em condições de elevada carga antropotecnogénica

Paulo	Tipos de mecanismos de regulação da DA			
	Normotoni categóricas	condições-limite	hipotensão categóricas	Hipertensã o categóricas

| Homens | 3,8 | 14,3 | 0 | 81,9 |
| Mulheres | 9,0 | 13,7 | 0 | 77,3 |

O quadro mostra que o número de pessoas com o tipo normotónico aumenta três vezes nas mulheres examinadas com o período de residência até 3 anos em condições com elevado grau de carga antropotecnogénica em comparação com os homens examinados e diminui com o tipo hipertónico.

Os resultados dos tipos de mecanismos reguladores da PA em homens e mulheres com 3 e mais anos de residência em condições de elevada carga antropotecnogénica estão reflectidos no Quadro 27

Tabela 27

Tipos de mecanismos reguladores da PA em homens e mulheres com 3 e mais anos de idade em condições de elevado grau de carga antropotecnogénica

Paulo	Tipos de mecanismos de regulação da DA			
	Normotoni penal	situações-limite	Hipotonia penal	Hipertensão penal
Homens	13,6	7,5	0	78,9
Mulheres	18,2	7,5	0	74,3

O quadro mostra que o número de pessoas com tipo normotónico aumenta e o número de pessoas com tipo hipertensivo diminui nas mulheres examinadas com um período de residência de 3 ou mais anos em condições com elevada carga antropotecnogénica, em comparação com os homens examinados.

Assim, entre homens e mulheres que viveram em condições de baixa e alta carga antropotecnogénica até 3 anos ou mais, observa-se o mesmo número de pessoas com mecanismos reguladores da PA do tipo hipertensivo. Com o aumento do tempo de residência nos territórios classificados, entre homens e mulheres, há um aumento do número de pessoas com tipo normotónico, uma diminuição com estado limítrofe e nenhuma pessoa com tipo hipotónico.

Verificou-se que, em condições de baixo e alto grau de carga antropotecnogénica, nas mulheres examinadas com um período de residência até três anos ou mais, em comparação com os homens examinados, o número de pessoas com tipo normotónico aumenta e o número de pessoas com tipo hipertónico diminui.

3.3 Reatividade beta-adrenérgica das membranas eritrocitárias em migrantes que vivem em condições de baixa e alta carga antropotecnogénica

A análise da reatividade beta-adrenérgica da membrana eritrocitária (β-ARM) em migrantes que vivem em diferentes condições de carga antropogénica mostra que o indicador β-ARM sofreu uma série de alterações que dependem do sexo e da idade dos indivíduos.

Os resultados dos estudos apresentados no quadro 28

Quadro 28

β-ARM em indivíduos que vivem em territórios com baixo nível de carga antropotecnogénica

Para fins de argumentação	β-reatividade adrenérgica das membranas dos eritrócitos (em dólares americanos)

	Homens (n=106)	Mulheres (n=55)
20-39	24,5±1,7	22,1±0,9
40-59	22,6±2,3	20,3±2,3

Como se pode ver na tabela, nos homens do primeiro grupo etário, o índice β-ARM excedeu a norma fisiológica em 22,5 % e em 9,5 % acima da norma fisiológica nos homens mais velhos. A comparação dos resultados obtidos indica de forma estatisticamente fiável que, com a idade, os processos de adaptação em indivíduos migrantes prosseguem com uma tensão menos pronunciada dos mecanismos reguladores. Quando a atividade do CAC aumenta, desenvolve-se uma dessensibilização protetora das membranas celulares, o que leva a um aumento dos índices de β-ARM no sangue. O aumento da atividade do CAC em homens de diferentes grupos etários constitui uma das manifestações da reestruturação profunda da adaptação do organismo em resultado da ação prolongada de factores de stress social, industrial e ambiental.

Outros indicadores foram obtidos aquando do exame das mulheres migrantes. Nas mulheres examinadas do primeiro grupo etário, o indicador β-ARM excedeu ligeiramente (10,5%) o limite superior da norma fisiológica e, nas mulheres mais velhas, situou-se dentro da norma fisiológica estabelecida.

A análise dos resultados obtidos permite-nos concluir que o estado do organismo das mulheres examinadas que vivem em zonas com um baixo nível de carga antropogénica se caracteriza por uma adaptação satisfatória às condições ambientais e que dispõem de reservas funcionais suficientes para manter a homeostasia com um stress mínimo dos sistemas reguladores.

O estudo da atividade do CAC, de acordo com o indicador β-ARM, em migrantes que vivem em condições ambientais agressivas, ou seja, em zonas com um elevado nível de carga antropotecnogénica, demonstrou que a ação de factores ambientais desfavoráveis conduz a perturbações significativas dentro e entre os sistemas funcionais do organismo.

Os resultados da investigação são apresentados no quadro 29

Como se pode ver na tabela, o índice β-ARM nas mulheres era baixo em comparação com a norma e tendia a diminuir para valores normais com o aumento da idade. Os dados indicam sinais de reestruturação adaptativa nos sistemas de suporte de vida do seu organismo e sublinham a resistência do organismo a factores ambientais eco-patogénicos.

Quadro 29

β-ARM em indivíduos que vivem em territórios com uma classificação elevada de cargas antropotecnogénicas

Para fins de argumentação	β-reatividade adrenérgica das membranas dos eritrócitos (em dólares americanos)	
	Homens (n=128)	Mulheres (n=58)
20-39	34,6±2,05***	23,4±1,1***
40-59	29,8±1,3	21,1±1,2

***p<0,05

Nos homens jovens que vivem em zonas com um elevado nível de carga antropotecnogénica, o índice β-ARM é 1,7 vezes superior ao normal e diminui 15% no sangue dos homens migrantes mais velhos.

Os valores aumentados de ß-ARM em todos os homens examinados indicam uma diminuição da sua adrenoreactividade a nível celular e sistémico, que é uma manifestação de um mecanismo de defesa não específico contra o efeito destrutivo do aumento das catecolaminas em condições de stress psicoemocional e eco-patogénico prolongado. Isto indica uma alteração nos processos de síntese, deposição e metabolismo das catecolaminas, bem como na sensibilidade (dessensibilização) do aparelho recetor das membranas celulares dos eritrócitos; isto é especialmente evidente nos jovens. Estas alterações podem ser consideradas como um critério de prognóstico desfavorável para o risco de doenças, em cuja patogénese o papel principal é atribuído à atividade do CAC.

Os dados obtidos estão em correlação direta com as alterações nos indicadores fisiológicos da intensidade dos processos de adaptação nos migrantes masculinos examinados. Em caso de mobilização de mecanismos protectores de adaptação em migrantes do sexo masculino e de exposição intensiva a factores ambientais eco-patogénicos, bem como de stress psico-emocional associado a uma mudança de residência e à especificidade do funcionamento do organismo em novas condições, a função protetora e moduladora da dessensibilização pode ser predominante, o que se manifestará a nível sistémico por um stress mais pronunciado dos parâmetros fisiológicos. Isto conduzirá, sem dúvida, a estados hiperadrenérgicos descompensados e ao desenvolvimento de patologia SS.

Capítulo 4. Alterações na composição bioquímica da saliva em pessoas migrantes que vivem em regiões com diferentes cargas antropotóxicas

4.1. Alterações na composição electrolítica da saliva (concentrações de sódio, iões potássio e relação Na/K)

Os resultados das alterações do sódio, potássio e rácio Na/K na saliva de homens que vivem em zonas com baixo e alto nível de carga antropotecnogénica, em comparação com o nível de fundo, estão reflectidos na Fig. 13

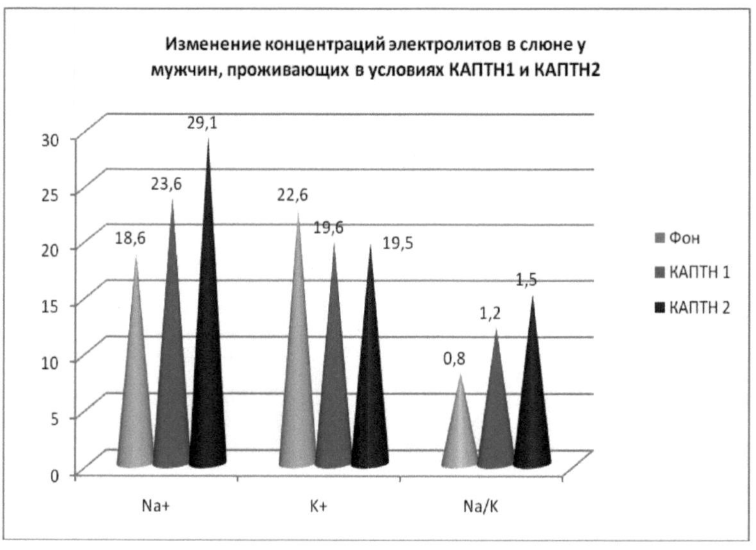

Fig. 13

A figura mostra que, nos homens que vivem em condições com um baixo nível de carga antropotecnogénica, a concentração de iões de sódio aumenta 1,3 vezes e a concentração de iões de potássio diminui 1,2 vezes.

Estas alterações são mais pronunciadas em condições de elevada carga antropotecnogénica: a concentração de iões de sódio aumenta 1,6 vezes e a concentração de iões de potássio diminui 1,2 vezes. O rácio de iões de sódio e de potássio em condições com uma baixa classificação de carga antropotecnogénica nos homens aumenta, respetivamente, 1,5 vezes. Este indicador quase duplica em condições de elevada carga antropotecnogénica.

Os resultados das alterações do sódio, potássio e rácio Na/K na saliva das mulheres que vivem em zonas com baixo e alto nível de carga antropotecnogénica, em comparação com os indicadores de fundo, estão reflectidos na Fig. 14

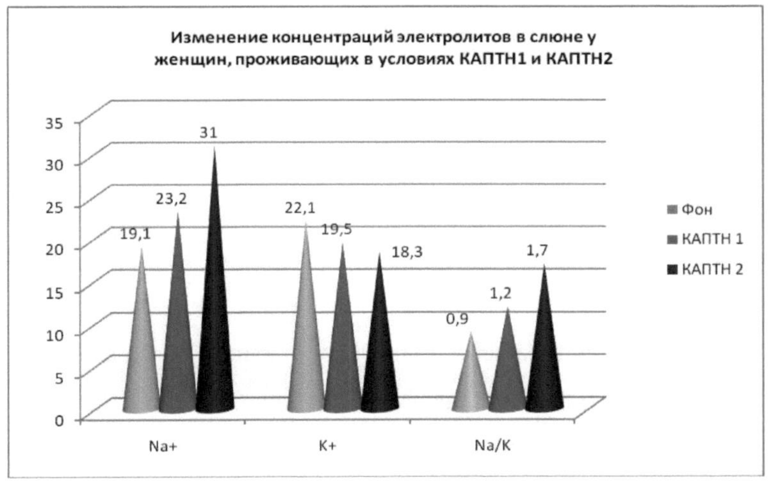

Fig. 14

A figura mostra que, nas mulheres que vivem em condições com um baixo nível de carga antropotecnogénica, a concentração de iões de sódio aumenta 1,2 vezes e a concentração de iões de potássio diminui 1,1 vezes. Estas alterações são mais pronunciadas em condições com um elevado nível de carga antropotecnogénica: a concentração de iões de sódio aumenta 1,6 vezes e a concentração de iões de potássio diminui 1,2 vezes. O rácio de iões de sódio e de potássio nas condições com uma baixa classificação da carga antropotecnogénica nas mulheres aumenta, respetivamente, 1,3 vezes. Este indicador quase duplica em condições com uma elevada classificação de carga antropotecnogénica.

A análise comparativa dos indicadores estudados nos homens e nas mulheres mostra que a concentração de iões de sódio, potássio e a relação Na/K nos mesmos praticamente não difere tanto em condições de residência com baixa classificação de carga antropotecnogénica como em condições com alta classificação de carga antropotecnogénica. A comparação da concentração de iões de sódio, iões de potássio e relação Na/K nos homens que vivem em condições de baixa carga antropotecnogénica com os dados de base mostra que há um aumento significativo (p<0,05) dos iões de sódio e da relação Na/K (1,5 vezes) e uma diminuição (p<0,05) dos iões de potássio. Observam-se alterações semelhantes nas mulheres que vivem em condições de baixo nível de carga antropotecnogénica. Estas alterações são mais acentuadas nos homens e nas mulheres que vivem em condições de elevada carga antropotecnogénica. Nos homens e nas mulheres, a concentração de iões sódio aumenta acentuadamente (p<0,001) de 18,6 mmol/l (homens) e 19,1 mmol/l (mulheres) para 29,1 mmol/l e 31,04 mmol/l, respetivamente. Ao mesmo tempo, a concentração de iões de potássio diminuiu (p 0,05) de 22,6 mmol/l (homens) e 22,1 mmol/l (mulheres) para 19,5 e 16,3 mmol/l, respetivamente. Devido às alterações acima referidas, verifica-se um aumento acentuado do rácio Na/K. Quando se comparam os indicadores estudados em homens e mulheres que vivem em condições com baixo grau de carga antropotecnogénica com os que vivem em condições com alto grau, nota-se um aumento significativo (p 0,001) dos iões de sódio. A concentração de iões de potássio mantém-se praticamente inalterada nos homens e diminui de forma insignificante nas mulheres. A este respeito, a relação Na/K aumenta mais significativamente nas mulheres para 1,7 (1,4 vezes) do que nos homens para 1,5 (1,3 vezes). A nossa análise das alterações na concentração de electrólitos mostra que existe uma correlação direta entre as alterações na concentração de sódio, potássio e relação Na/K na saliva humana e a gravidade da carga antropotecnogénica: a concentração de iões de sódio (1,6 vezes), potássio (1,2 vezes), Na/K (1,9 vezes) aumenta nas pessoas examinadas que vivem na zona com uma elevada classificação de carga antropotecnogénica. O rácio Na/K nos homens e mulheres que vivem em zonas com elevada carga antropotecnogénica aumenta (p<0,001) quase 2 vezes em relação à base.

Assim, a análise da concentração de iões de sódio, potássio e da relação Na/K na saliva de uma pessoa que vive na zona com baixa e alta carga antropotecnogénica revelou uma série de regularidades. Nas pessoas que vivem na zona de alta carga antropogénica, a concentração de iões de sódio na saliva aumenta acentuadamente (p<0,01) e a concentração de iões de potássio diminui (p<0,05). Ao mesmo tempo, nos homens e nas mulheres que vivem na área com uma baixa classificação de carga antropotecnogénica, há um aumento da concentração de iões de sódio, respetivamente, 1,3 e 1,2 vezes, e a concentração de iões de potássio diminui, respetivamente, 1,2 e 1,1 vezes. Estas alterações são mais acentuadas nos homens e nas mulheres que vivem na zona de elevada carga antropotecnogénica: a concentração de iões de sódio nos homens e nas mulheres aumenta 1,6 vezes e a de iões de potássio diminui 1,2 vezes. A alteração da relação Na/K mostra que nos homens que vivem em zonas com baixa e alta carga antropogénica aumenta 1,5 e 1,9 vezes, respetivamente, e nas mulheres - 1,3 e 1,9 vezes.

4.2. Alterações nas concentrações de glicose e cortisol

Os resultados das alterações na concentração de glicose e cortisol na saliva de homens que vivem em áreas com baixo e alto nível de carga antropotecnogénica, em comparação com o fundo, estão reflectidos na Fig. 15

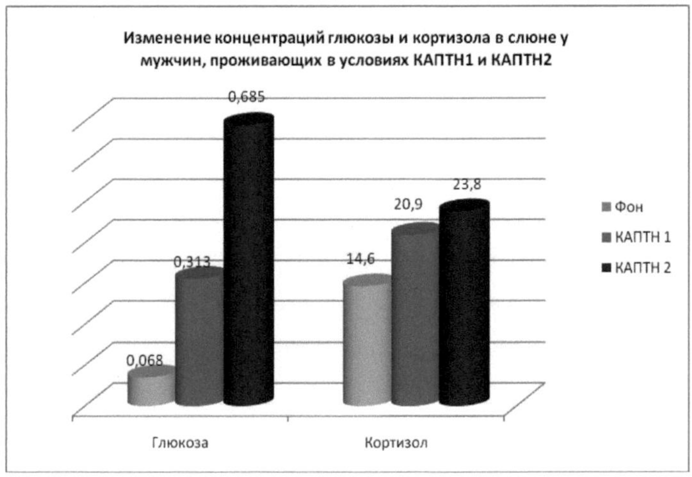

Fig. 15

A figura mostra que a concentração de glicose aumenta acentuadamente (4,6 vezes) nos homens que vivem em condições de baixa carga antropotecnogénica. Ao mesmo tempo, a concentração de cortisol aumenta menos (1,4 vezes). Estas alterações são mais acentuadas nas condições de elevada carga antropogénica: a concentração de glicose aumenta 10,1 vezes e a de cortisol 1,6 vezes.

Os resultados das alterações na concentração de glicose e cortisol na saliva das mulheres que vivem em zonas com baixo e alto nível de carga antropotecnogénica, em comparação com o fundo, estão reflectidos na Fig. 16.

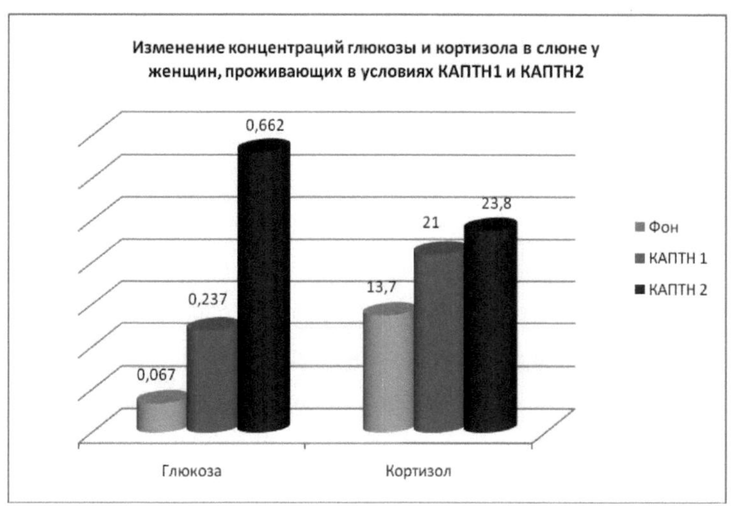

Fig. 16

A figura mostra que, nas mulheres que vivem em condições de baixo nível de carga antropotecnogénica, a concentração de glicose aumenta acentuadamente (3,5 vezes). Verifica-se também um aumento significativo da concentração de cortisol (1,5 vezes). Estas alterações são mais pronunciadas em condições de elevada carga antropogénica: a concentração de glucose aumenta 9,9 vezes e a concentração de cortisol - 1,7 vezes. É de salientar que, com o aumento do grau de factores ecopatogénicos, a diferença nas alterações da concentração de glicose entre homens e mulheres desaparece. Nos homens e nas mulheres, verifica-se um aumento acentuado (p<0,001) da concentração de glucose de 0,068 mmol/l (homens) e de 0,067 mmol/l (mulheres), respetivamente, para 0,685 mmol/l e 0,662 mmol/l. Verifica-se também um aumento acentuado da concentração de cortisol (p<0,01) de 14,6 mmol/l (homens) e de 13,7 mmol/l (mulheres), respetivamente, para 23,8 mmol/l. Quando se comparam os indicadores estudados em homens e mulheres que vivem em condições de baixo grau de carga antropotecnogénica com os que vivem em condições de alto grau, verifica-se um aumento significativo da concentração de glicose (p<0,001) e de cortisol (p<0,05).

Assim, a análise da concentração de glicose e cortisol na saliva de uma pessoa que vive na zona com baixa e alta carga antropotecnogénica revelou uma série de regularidades. Nas pessoas que vivem na área com um alto nível de carga antropotecnogénica, a concentração de glicose aumenta acentuadamente (p<0,001) e, em menor grau, aumenta a concentração de cortisol (p<0,01). É demonstrada uma correlação direta entre as alterações da concentração de glicose e de cortisol na saliva humana e a gravidade da carga antropotecnogénica: nas pessoas examinadas que vivem numa zona com uma elevada carga antropotecnogénica, a concentração de glicose (10 vezes) e de cortisol (1,7 vezes) aumenta. Nos homens e mulheres que vivem numa zona com baixa carga antropotecnogénica, a concentração de glicose aumenta 4,6 e 3,5 vezes e a concentração de cortisol 1,4 e 1,5 vezes, respetivamente. Estas alterações são mais pronunciadas nos homens e mulheres que vivem numa zona com uma elevada carga antropotecnogénica: a concentração de glicose nos homens e mulheres aumenta 10 vezes e a concentração de cortisol 1,7 vezes.

Capítulo 5. TIPOS DE DINÂMICA DE ALTERAÇÃO DA CONCENTRAÇÃO DE SÓDIO, POTÁSSIO, GLICOSE, CORTIOSOL E RELAÇÕES Na/K

A análise individual da concentração de iões de sódio, potássio, glicose e cortisol na saliva mostra o seu carácter multidirecional. Neste contexto, agrupando pessoas com alterações unidireccionais na concentração de electrólitos, glicose e cortisol, identificámos 4 tipos da sua dinâmica. A análise comparativa dos tipos de dinâmica da concentração de sódio, potássio, glicose, cortisol e relação Na/K com o índice de alterações funcionais segundo R.M. Baevsky permite-nos correlacionar os tipos de dinâmica revelados com o grau de tensão dos sistemas funcionais do organismo. As características dos tipos de dinâmica obtidos são apresentadas na Fig.17

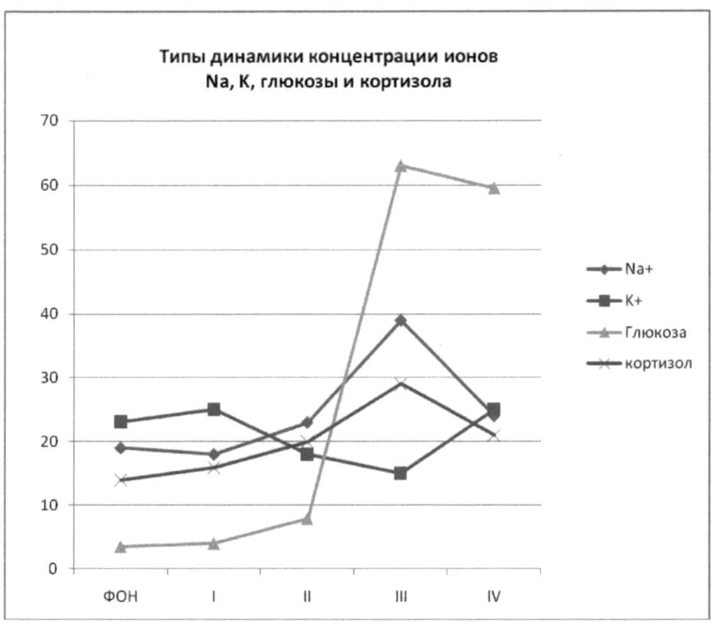

Fig. 17

Estes tipos de dinâmica reflectem características individuais do organismo na formação da adaptação a longo prazo a factores ambientais desfavoráveis. O primeiro tipo de dinâmica é caracterizado por uma diminuição insignificante da concentração de sódio (1,1 vezes), um aumento da concentração de potássio (1,1 vezes), uma diminuição da relação Na/K, um aumento insignificante da concentração de cortisol (1,2 vezes) e da concentração de glucose (1,2 vezes). Nos indivíduos com o primeiro tipo de dinâmica foram observadas alterações insignificantes no teor de sódio, potássio, glicose e cortisol, o que provavelmente indica que a dinâmica revelada se insere no quadro da síndrome de adaptação, na sua fase inicial, quando se verifica um aumento simultâneo da libertação de hormonas adaptativas (adrenalina, noradrenalina, corticosteróides). Esta hipótese é confirmada por valores satisfatórios dos índices hemodinâmicos correspondentes à norma. Obviamente, os dados experimentais indicam um elevado nível de saúde profissional das pessoas examinadas que pertencem a este tipo de dinâmica. Este tipo de dinâmica reflecte o estado de baixa tensão dos sistemas funcionais do organismo.

Os índices bioquímicos da saliva com dinâmica de tipo II caracterizam-se por alterações mais significativas no conteúdo dos componentes estudados. Este tipo de dinâmica é acompanhado por um aumento moderado do teor de sódio (1,3 vezes), uma diminuição moderada do potássio (1,3 vezes), um aumento de quase 2 vezes da relação Na/K, um aumento significativo da concentração de glucose (2,3 vezes) e um aumento ligeiro do cortisol (1,4 vezes). Este tipo de dinâmica corresponde ao estado de tensão moderada. Obviamente, a manifestação deste tipo de dinâmica está associada à dissociação da libertação hormonal, quando a produção de corticosteróides é acompanhada por uma diminuição da atividade simpático-adrenal. O trabalho do sistema cardiovascular é caracterizado por alterações insignificantes dos parâmetros hemodinâmicos. Os materiais do estudo indicam o gasto das reservas de adaptação do organismo e o início do estado de stress funcional.

O tipo III de dinâmica revelado durante a experiência é caracterizado por uma gama muito ampla de alterações no conteúdo de sódio, potássio, glucose e cortisol. Neste tipo, verifica-se um aumento significativo da concentração de sódio (2,1 vezes), uma diminuição significativa da concentração de potássio (1,5 vezes), bem como um aumento significativo da concentração de cortisol (2 vezes) e glucose (18,5 vezes). Este tipo de dinâmica pode ser considerado como um indicador de estado de alta tensão (aumento da concentração de sódio, diminuição da concentração de potássio). As alterações na composição quantitativa da saliva foram acompanhadas por uma deterioração acentuada das alterações funcionais do sistema cardiovascular. Estes fenómenos podem ser explicados por uma diminuição da atividade do sistema simpático-adrenal e por um aumento da produção de corticosteróides, o que é caraterístico do estado de desadaptação, que se processa com a tensão dos mecanismos reguladores, que não conseguem assegurar o modo ótimo de funcionamento do organismo.

Nos indivíduos pertencentes ao tipo IV de dinâmica, registou-se um aumento insignificante da concentração de todos os componentes da saliva estudados. Neste tipo, verifica-se um aumento moderado da concentração de sódio (1,3 vezes) e um aumento ligeiro da concentração de potássio (1,1 vezes) e do rácio Na/K (1,3 vezes). Verifica-se um aumento significativo da concentração de glucose (17,5 vezes) e um ligeiro aumento do cortisol (1,4 vezes). Este tipo de dinâmica caracteriza-se por alterações unidireccionais das concentrações de sódio e de potássio e, tal como o segundo tipo, corresponde ao estado de tensão moderada. Este tipo de dinâmica difere do segundo tipo pelo grau de aumento da concentração de glucose: no segundo tipo, a concentração de glucose aumenta 2,3 vezes e no quarto tipo - 17,5 vezes. Ao analisar os índices hemodinâmicos, não foram encontradas alterações significativas na PA e na FC, o que indica um estado de adaptação satisfatório. Assim, o quarto tipo de dinâmica caracterizou-se por um aumento moderado da concentração de sódio e um aumento insignificante da concentração de potássio. A concentração de glicose e cortisol aumentou significativamente. A unidireccionalidade das alterações da concentração de sódio e de potássio foi observada num contexto de alteração dos índices fisiológicos. Os dados obtidos sugerem que a dinâmica IV corresponde ao estado de tensão moderada com o correspondente carácter de atividade. É óbvio que as pessoas com dinâmica de tipo IV têm semelhanças com o tipo II em todos os indicadores, exceto na concentração de potássio (no tipo II diminui, no tipo IV aumenta) e na glicose (no tipo IV há um aumento mais significativo da concentração de glicose). A manifestação da dinâmica do tipo IV, bem como a manifestação do tipo II, está associada à dissociação da libertação hormonal, quando a produção de corticosteróides é acompanhada por uma diminuição da atividade simpático-adrenal. A unidireccionalidade do aumento da concentração de sódio e potássio é explicada por vários autores pela presença de prováveis patologias do trato gastrointestinal e do sistema cardiovascular nos indivíduos (Kotskaya E.N., Kozlova K.T., Shkatova G.I., 1983), o que é consistente com os nossos estudos.

A análise comparativa dos tipos de dinâmica com o índice de mudança funcional mostra que o tipo I de dinâmica reflecte o estado de baixa tensão dos sistemas funcionais do organismo, o tipo II de dinâmica corresponde ao estado de tensão moderada, o tipo III de dinâmica pode ser considerado como um indicador do estado de forte tensão, o tipo IV de dinâmica reflecte o estado de tensão moderada no carácter de atividade correspondente.

A frequência de ocorrência dos tipos de dinâmica em homens que vivem em áreas com baixo nível de carga antropotecnogénica é apresentada na Tabela 30.

Tabela 30

Tipos de dinâmica da composição electrolítica, da glicose e do cortisol na saliva de homens que vivem em zonas com baixo nível de carga antropotecnogénica

Tipo de altifalante	%%	mmol/l				
		Na^+	K^+	Na/Ka	Glicose	Cortisol
I	19.8	17.6±0.6	24.7±0.3	0.7	0.079±0.01	16.±1.2
II	64.15	23.2±0.5**	18.1±0.7**	1.3	0.156±0.04**	20.1±1.4**
III	9.4	39.2±1.6*	15.0±0.7*	2.6	1.26±0.03*	28.9±1.7*
IV	6.6	23.7±1.2**	25.0±0.1	0.9	1.19±0.02*	20.9±1.4**

* p<0,001; **p<0,01; ***p<0,05

[++] Nota: É apresentada uma diferença significativa nas concentrações de Na, K, glucose e cortisol dos tipos II, III e IV em relação ao primeiro

O quadro mostra que, em condições de baixo nível de carga antropotecnogénica, um quinto dos homens examinados (20%) apresenta o primeiro tipo de dinâmica da concentração de iões de sódio, potássio, relação Na/K, glicose e cortisol. Mais de metade dos homens examinados (64%) apresenta o segundo tipo de dinâmica. Apenas um décimo (9%) apresenta o terceiro tipo, o que reflecte um elevado grau de tensão dos sistemas funcionais.

A frequência de ocorrência dos tipos de dinâmica em homens que vivem em áreas com elevada carga antropotecnogénica é apresentada no Quadro 31

Quadro 31

Tipos de dinâmica da composição electrolítica, da glicose e do cortisol na saliva de homens que vivem em zonas com elevada carga antropotecnogénica

Tipo de altifalante	% %	mmol/l				
		Na$^+$	K$^+$	Na/K a	Glicose	Cortisol
I	9.42	18.9±0.2	23.6±0.1	0.8	0.081±0.03	16.8±1.1
II	40.6	22.9±0.3 **	19.6±0.3 **	1.2	0.131 ±0.01***	20.1±0.7 **
III	44.5	39.5±1.5 *	18.1±0.9 **	2.2	1.26 ±0.03*	29.1±1.4 *
IV	5.46	24.9±1.1 **	22.7±0.2	1.1	1.15 ±0.02*	20.3±1.2 **

* p<0,001; **p<0,01

[++] Nota: É apresentada uma diferença significativa nas concentrações de Na, K, glucose e cortisol dos tipos II, III e IV em relação ao primeiro

O quadro mostra que o número de homens examinados com o primeiro tipo de dinâmica diminui duas vezes (9%) e que o número de homens examinados com o terceiro tipo de dinâmica aumenta acentuadamente (4,7 vezes), atingindo cerca de 45%.

A frequência de ocorrência dos tipos de dinâmica em mulheres que vivem em áreas com baixa carga antropotecnogénica é apresentada na Tabela 32.

A tabela mostra que, em condições de baixa carga antropotecnogénica, um terço das mulheres examinadas (29%) apresenta o primeiro tipo de dinâmica, reflectindo o estado de baixa tensão dos sistemas funcionais do organismo. A maioria das mulheres examinadas (62%) com o segundo tipo de dinâmica, que reflecte o estado de tensão moderada dos sistemas funcionais. Uma em cada 14 das mulheres examinadas (7%) com o terceiro tipo de dinâmica, que reflecte o estado de tensão elevada dos sistemas funcionais do organismo.

Quadro 32

Tipos de dinâmica da composição electrolítica, da glicose e do cortisol na saliva de mulheres que vivem em zonas com baixo nível de carga antropotecnogénica

Tipo de altifalante	% %	mmol/l				
		Na^+	K^+	Na/ Ka	glicose	cortisol
I	29.1	16.9±0.5	25.3±0.2	0.7	0.071±0.02	17.3±0.9
II	61.8	24.1±0.2*	17.2±0.1*	1.4	0.164±0.02**	21.6±1.2**
III	7.2	40.7±1.2*	14.8±0.1*	2.8	1.31±0.02*	30.7±1.1*
IV	1.8	22.1±0.8**	23.4±0.1**	0.9	1.11±0.01*	19.9±0.9**

$* p<0,001; **p<0,01; ***p<0,05$

[++] Nota: É apresentada a diferença significativa das concentrações de Na, K, glucose e cortisol dos tipos II, III e IV em relação ao primeiro

A frequência de ocorrência dos tipos de dinâmica em mulheres que vivem em áreas com elevada carga antropotecnogénica é apresentada na Tabela 33.

Quadro 33

Tipos de dinâmica da composição electrolítica, da glicose e do cortisol na saliva de mulheres que vivem em zonas com elevada classificação de carga antropotecnogénica

Tipo de altifalante	% %	Mol/L				
		Na^+	K^+	Na/ Ka	glicose	cortisol
I	8.6	16.9±0.3	26.1±0.5	0.6	0.077±0.0 1	17.8±1.1
II	41. 3	23.2±0.1 **	18.2±0.15 **	1.3	0.126±0.0 1**	21.1±0.1 **
III	44. 8	41.5±1.8 *	16.3±1.1*	2.6	1.22 ±0.02*	28.0±1.2 *
IV	5.1	26.7±0.6 *	23.8±0.1* **	1.1	1.09±0.01 *	19.1±0.6

* p<0,001; **p<0,01; ***p<0,05

[++] Nota: É apresentada a diferença significativa das concentrações de Na, K, glucose e cortisol dos tipos II, III e IV em relação ao primeiro

O quadro mostra que o número de mulheres examinadas (9%) com o primeiro tipo de dinâmica diminui drasticamente (3,4 vezes) em condições de elevada carga antropotecnogénica. Simultaneamente, nestas condições, o número de mulheres examinadas com o segundo tipo de dinâmica diminui (1,5 vezes) e o número de mulheres examinadas com o terceiro tipo de dinâmica aumenta acentuadamente (6,4 vezes) para 41% e 45%, respetivamente.

A análise dos resultados obtidos mostra que a frequência de ocorrência dos tipos de dinâmica dos electrólitos, da glicose e do cortisol depende do período de residência e da gravidade dos factores ambientais eco-patogénicos. Os resultados dos tipos de dinâmica em homens com o período de residência antes e depois de três anos em áreas com baixo e alto grau de carga antropotecnogénica são apresentados nas Fig. 18 e 19

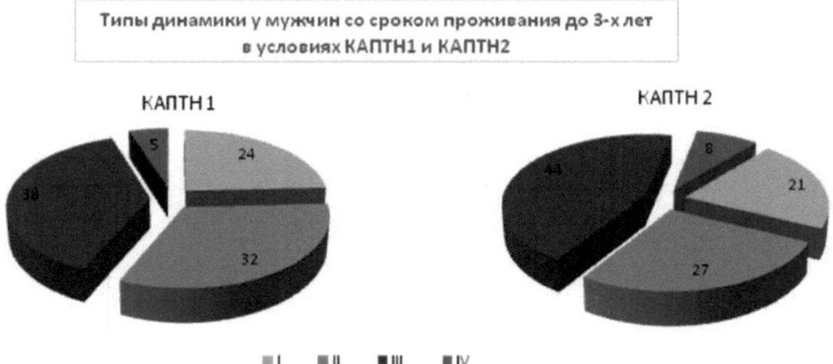

Fig. 18

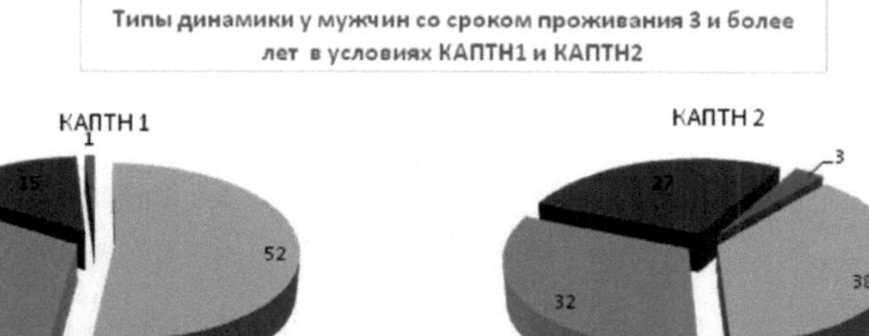

Fig. 19

Os números mostram que o número de pessoas com o primeiro tipo aumenta significativamente de 24,3% para 52,1% (2,1 vezes) e o número de pessoas com o terceiro tipo diminui acentuadamente de 37,8% para 14,5% (2,6 vezes), reflectindo um elevado grau de stress dos sistemas funcionais do organismo. A mesma regularidade é observada em condições com um elevado grau de carga antropotecnogénica: o número de pessoas com o primeiro tipo aumenta de 20,8% para 37,5% (1,8 vezes) e o número de pessoas com o terceiro tipo diminui de 43,8% para 27,5% (1,6 vezes). É de notar que nos homens com um período de residência superior a 3 anos em condições com um elevado grau antropotecnogénico, o número de pessoas com o primeiro tipo diminui de 52,1% para 37,5% (1,4 vezes) e o número de pessoas com o terceiro tipo aumenta de 14,5% para 27,5% (1,9 vezes).

Os resultados dos tipos de dinâmica nas mulheres com o período de residência antes e depois de três anos em áreas com baixa e alta classificação de carga antropotecnogénica são apresentados nas Figuras 20 e 21

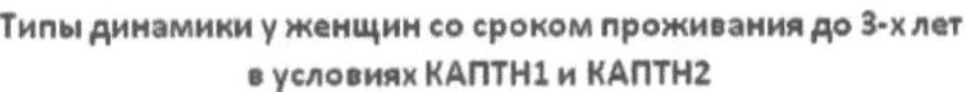

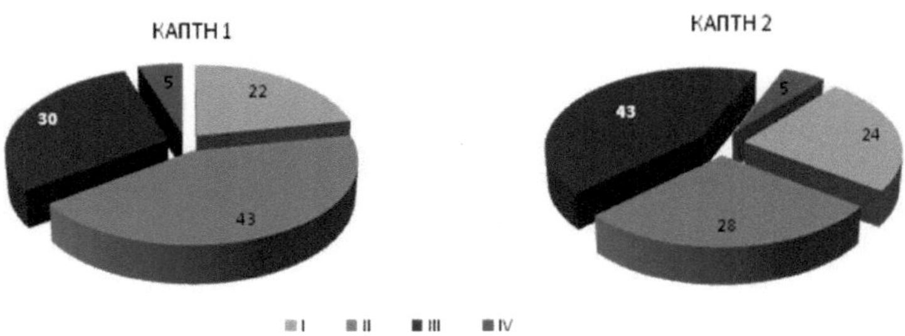

Fig. 20

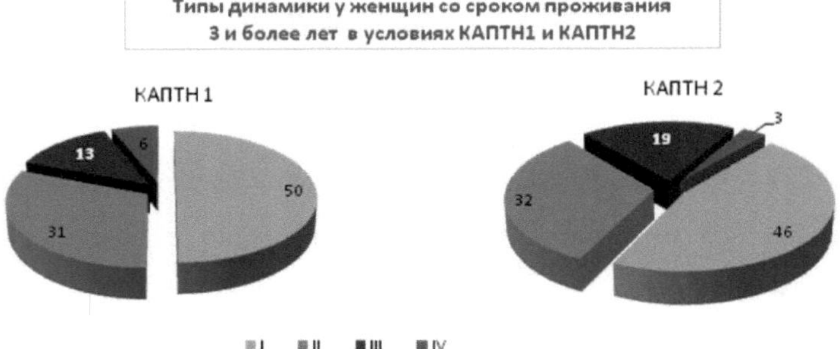

Fig. 21

A nossa análise mostra que o número de pessoas com o primeiro tipo aumenta significativamente entre as mulheres examinadas com o período de residência de 3 e mais anos em condições com baixo e alto grau de carga antropotecnogénica: de 21,7% para 50% (2,3 vezes) em condições com baixo grau de carga antropotecnogénica e de 23,8% para 45,9% (1,9 vezes) em condições com alto grau de carga antropotecnogénica. Simultaneamente, o número de pessoas com o terceiro tipo, que reflecte um elevado grau de stress dos sistemas funcionais do organismo, diminui acentuadamente: de 30,43% para 12,5% (2,4 vezes) em condições de baixa carga antropotecnogénica e de 42,85% para 18,9% (2,3 vezes) em condições de elevada carga antropotecnogénica.

Assim, foi estabelecido que a frequência de ocorrência dos tipos de dinâmica das concentrações de electrólitos, glicose e cortisol na saliva humana depende do grau de carga antropotecnogénica e do período de residência nos territórios classificados. Daqui resulta que os tipos de dinâmica das concentrações de electrólitos, glicose e cortisol na saliva podem ser utilizados como um dos métodos objectivos de avaliação das capacidades de adaptação humana e de previsão atempada de condições pré-natológicas e pré-mórbidas resultantes da inadequação do processo de adaptação.

DISCUSSÃO DOS RESULTADOS DA INVESTIGAÇÃO

O estudo da adaptação humana a condições ambientais alteradas continua a ser uma das direcções mais importantes da fisiologia ecológica moderna. Sabe-se que o estudo objetivo das características individuais das capacidades de adaptação humana, a sua classificação e tipificação são importantes em aspectos teóricos e aplicados [67, 68, 35, 135, 139, 140]. Até à data, os critérios para avaliar e prever a eficácia da adaptação humana a condições alteradas com especificação do período ótimo de vida nestas condições sem danos para o estado do organismo, de acordo com as características individuais, não foram suficientemente desenvolvidos. A identificação de tais critérios permitirá certamente uma seleção adequada de pessoas para diversos empregos em zonas com elevada carga antropotecnogénica.

O aumento do ritmo de vida, a urbanização com as suas consequências ambientais negativas, as transformações socioeconómicas e políticas radicais aumentaram a carga sobre os sistemas de suporte de vida do organismo - [5, 6].

A atividade profissional humana está largamente associada não só ao impacto no corpo do stress físico e da tensão nervoso-emocional, mas também a factores ambientais invulgares que afectam o seu estado geral, bem-estar e desempenho. Tais factores ambientais referem-se a factores extremos - a condições ambientais extremas e severas, inadequadas às propriedades inatas e adquiridas do organismo - [91]. A mudança de habitats ecologicamente habituais coloca exigências acrescidas às capacidades de adaptação humana e provoca uma reestruturação significativa da atividade vital de todos os sistemas do corpo e, em condições desfavoráveis, cria condições prévias para o desenvolvimento de patologia - [3].

Os efeitos extremos sobre o organismo afectam os mecanismos de adaptação, o que leva à adaptação. A síndrome de stress é um componente integral da adaptação a todos os factores, sem exceção. O seu conteúdo principal é a excitação dos centros autónomos superiores e, consequentemente, a ativação dos sistemas de libertação de stress, cujo principal componente é o sistema simpático-adrenal. O resultado é o efeito de elevadas concentrações de catecolaminas e glucocorticóides. Estes dois factores têm um amplo espetro de ação no organismo, cuja principal caraterística é a mobilização de recursos energéticos e estruturais do organismo - [94, 124].

Quando uma pessoa se desloca de outras zonas climatogeográficas de habitat, em particular dos países do estrangeiro próximo para as regiões da Federação Russa, dependendo da gravidade da carga antropotecnogénica, contribui para uma alteração acentuada do nível de regulação do mecanismo homeostático unificado e, eventualmente, para o fracasso da adaptação.

As pessoas migrantes que vivem nas condições da região agroindustrial, com diferentes níveis de carga antropotecnogénica, sofrem o impacto de factores ambientais invulgares que têm um efeito desfavorável no seu estado geral, bem-estar e desempenho. Tais factores ambientais pertencem a factores extremos, ou seja, condições ambientais extremas e severas, inadequadas às propriedades inatas e adquiridas do organismo - [91]. Nestas condições, o equilíbrio de um organismo integral com o ambiente externo só é conseguido com o funcionamento económico da regulação neuroendócrina dos sistemas responsáveis pela adaptação.

No entanto, nem sempre o organismo humano exposto a factores ecopatogénicos consegue realizar plenamente a adaptação, o que está associado ao esgotamento dos recursos energéticos e estruturais do organismo.

A totalidade dos factores ecopatogénicos que actuam sobre uma pessoa que vive numa região com uma elevada carga antropotecnogénica, provocam uma pressão sobre as reservas de adaptação do organismo, podem levar ao seu esgotamento e, por isso, requerem um estudo cuidadoso.

Assim, é necessário avaliar o nível de saúde e as capacidades de reserva das pessoas que vivem nas condições da região agroindustrial com diferentes níveis de carga antropotecnogénica, a fim de evitar o esgotamento dos recursos de adaptação do organismo e a prevenção de doenças relacionadas com o stress. Isto indica a importância de desenvolver métodos novos e adequados de estudo do organismo humano.

Quanto mais cedo pudermos diagnosticar as condições na zona intermédia entre a saúde e a doença, maiores serão as possibilidades de manter a saúde plena e a atividade humana ativa. Cuidar da saúde e do bem-estar das pessoas exige desenvolvimentos teóricos e uma profunda fundamentação científica. A melhoria da saúde das populações está intimamente ligada à aplicação de medidas preventivas e de melhoria da saúde, e não apenas às actividades das instituições médicas. Alguns aspectos destes problemas actuais foram objeto do presente estudo.

O estudo do mecanismo do stress mostra que o stress, a adaptação e a saúde são processos dependentes uns dos outros - [125, 138]. A exposição ao stress pode levar a um aumento da reserva funcional do organismo, o que aumenta o seu estado de saúde. Por outro lado, o stress pode levar à depleção dos sistemas do corpo e ao aparecimento de estados pré-natológicos que transitam para um estado de doença. Os dois resultados da exposição ao stress dependem da capacidade de adaptação do organismo, que é determinada pelo seu nível de saúde. A tarefa dos investigadores consiste em identificar critérios quantitativos e qualitativos para avaliar e prever a fase de adaptação, o grau de resistência do organismo ao stress e a consequente determinação do nível de saúde.

Das muitas definições de saúde dadas por Bykov A.T. et al. (2004) emergem os seguintes pontos

1. O resultado final da saúde é o bem-estar físico, mental e social

2. A maioria das definições refere que a saúde é o estado de ser um ser humano

3. Existe uma correlação direta entre a reserva funcional do organismo, a expressão dos mecanismos de regulação e a saúde humana

4. a saúde está intimamente relacionada com as capacidades de adaptação do organismo às condições ambientais em mutação

Do exposto resulta que a transição da saúde para a doença ocorre através de um declínio gradual da capacidade de uma pessoa se adaptar às condições ambientais em mudança, com sobrecarga e perturbação dos mecanismos reguladores, o que conduz a alterações na homeostasia e a uma diminuição do nível de saúde. É de notar que, até à data, não existe uma classificação universalmente aceite dos níveis de saúde. A classificação mais abrangente é a dos níveis de saúde em função do grau de tensão dos mecanismos reguladores e da reserva funcional:

I. Indivíduos com adaptação satisfatória: a) nível ótimo de mecanismos de regulação; b) nível normal de mecanismos de regulação.

II. Pessoas com adaptação insuficiente ou insatisfatória (condições pré-anosológicas): a) tensão moderada dos mecanismos reguladores; b) tensão acentuada dos mecanismos reguladores; c) tensão excessiva dos mecanismos reguladores.

III. Pessoas com perturbação da adaptação, com condições pré-mórbidas, doenças agudas e crónicas: a) com predomínio de alterações inespecíficas; b) com predomínio de alterações específicas.

O primeiro grupo é caracterizado pelo estado do organismo com uma reserva funcional suficientemente elevada, em que as flutuações médias dos parâmetros psicofisiológicos, bioquímicos, genéticos e outros do organismo são capazes de manter o sistema vivo dentro do seu ótimo morfofuncional com a ausência ou tensão minimamente expressa dos mecanismos reguladores. O segundo grupo é caracterizado por um estado em que a homeostase é mantida por vários graus de tensão dos mecanismos reguladores, com um aumento da atividade dos sistemas simpato-adrenais e de outros sistemas do organismo. O terceiro grupo é caracterizado por uma diminuição das capacidades funcionais do organismo, com a manifestação de insuficiência dos mecanismos de defesa-adaptação e a incapacidade do organismo de fornecer uma regulação adequada e óptima dos sistemas funcionais de acordo com as condições ambientais alteradas.

O crescimento contínuo da informação científica e sócio-política, o tempo limitado para o seu processamento, o modo de trabalho imperfeito e o descanso geram desarmonia no desenvolvimento da personalidade. Em condições de desarmonia da relação dos parâmetros dos indicadores fisiológicos sob a ação de stress excessivo, a tensão, a sobrecarga e a falha dos processos de adaptação ocorrem dependendo do grau de tal desarmonia. A este respeito, é necessário desenvolver critérios para avaliar o nível de stress dos sistemas funcionais do organismo sob stress e diagnosticar atempadamente o seu impacto inadequado.

Sabe-se que a resposta ao stress é um elo necessário para a formação da adaptação do organismo aos factores ambientais. No entanto, no caso de uma resposta ao stress excessivamente intensa ou prolongada, a adaptação não se forma, e a resposta ao stress leva a danos e perturbações do funcionamento do organismo até ao desenvolvimento de uma série de doenças psicossomáticas. Ao mesmo tempo, uma adaptação adequada e persistente à ação de qualquer stress evita danos e aumenta a resistência do organismo ao stress.

A ação do stress pode aumentar a reserva funcional do organismo e o nível da sua saúde - na expressão de Sellier - trata-se de eustress. Neste caso, a reação do organismo processa-se sem perdas para o organismo. Por outro lado, o stress pode levar à depleção dos sistemas do organismo, ao aparecimento de um estado pré-natológico, que pode evoluir para uma doença - é o distress. Os dois resultados da ação do stress dependem da reserva funcional do organismo, do nível de saúde e das capacidades de adaptação do organismo

Atualmente, podem distinguir-se três graus de reserva funcional. A adaptação ocorre devido à mobilização das reservas funcionais do organismo e exige uma certa tensão dos sistemas de regulação. O problema da adaptação é que o "preço da adaptação" não ultrapassa o "limite" individual, ou seja, não leva a uma tensão excessiva e ao esgotamento dos mecanismos reguladores, o que acaba por contribuir para uma diminuição do nível de saúde. Sabe-se que as alterações de adaptação sob qualquer stress começam com uma reação inespecífica de mobilização de reservas funcionais devido à ativação do sistema de realização do stress, cujo principal elo é o sistema simpático-adrenal. O estado em que a componente inespecífica da síndrome de adaptação geral se manifesta sob a forma de vários graus de stress dos sistemas reguladores é chamado de pré-natológico - [18], no qual há uma diminuição do nível de saúde e o organismo está entre a norma e a doença. A ação adicional do stress nesta situação leva a uma sobrecarga dos mecanismos reguladores, a uma diminuição acentuada da reserva funcional e a uma adaptação insatisfatória. Neste estado, juntamente com alterações não específicas, as alterações específicas por parte de órgãos e sistemas individuais são mais significativas, ou seja, os fenómenos iniciais do estado pré-mórbido são notados, quando as alterações já indicam o tipo de patologia provável. Assim, a manifestação da doença, que é o resultado de uma rutura da adaptação, é precedida por estados pré-natológicos e pré-mórbidos - [16] que são acompanhados por uma diminuição da reserva funcional e do nível de saúde. Nas primeiras fases, este mecanismo assegura a existência do organismo em novas condições, mas é energeticamente pouco económico e depende inteiramente da reserva funcional do organismo e do seu nível de saúde. Quanto maior for a reserva funcional do organismo e quanto mais elevado for o seu nível de saúde, maiores serão as possibilidades de transição do organismo para um mecanismo mais estável e fiável de adaptação a longo prazo. Ou seja, determinando as capacidades de adaptação do organismo, fazemos uma avaliação dos níveis de saúde, que depende inteiramente da reserva funcional do organismo e determina o seu estado funcional.

Do que precede resulta que o stress, a adaptação e a saúde são processos interdependentes. Assim, o resultado final do stress e das capacidades de adaptação de uma pessoa é o seu nível de saúde.

Uma das tarefas da fisiologia moderna da adaptação é a deteção atempada do estado pré e pré-mórbido do organismo, acompanhado de uma diminuição acentuada da reserva funcional e do nível de saúde. Atualmente, não existe uma metodologia geralmente aceite para diagnosticar a reserva funcional, o nível de saúde e a capacidade de adaptação ao stress. Uma das formas de resolver este problema é avaliar a perturbação ou o grau de stress dos sistemas reguladores do organismo integral. A este respeito, os resultados da avaliação integral dos mecanismos reguladores da pressão arterial, que caracteriza o estado do sistema cardiovascular, podem ser considerados critérios objectivos fiáveis. A solução da lacuna nesta área é possível graças ao estudo da reatividade beta-adrenérgica da membrana eritrocitária, que reflecte o grau de atividade do sistema simpatoadrenal. Uma avaliação objetiva do estado do organismo holístico pode ser feita através dos tipos de dinâmica da concentração de iões de sódio, potássio, glucose e cortisol na saliva humana.

Assim, para obter informações completas sobre o estado do corpo humano que vive em condições de elevada carga antropotecnogénica, é necessário adotar uma abordagem global baseada em métodos de diagnóstico modernos, nos quais o método bioquímico de investigação ocupa um lugar especial. No entanto, a utilização de métodos bioquímicos de investigação na avaliação do estado funcional dos migrantes que vivem em condições com diferentes níveis de carga antropotecnogénica é significativamente dificultada pela impossibilidade de colher sangue de uma veia e de um dedo. Isto exige o estudo de outros fluidos biológicos humanos e o desenvolvimento de métodos sem sangue que sejam mais adequados às condições da vida real. Um dos mais acessíveis para a investigação é a saliva, cuja composição quantitativa e qualitativa depende da influência de várias influências endógenas e exógenas no organismo - [14].

Em relação ao exposto, parece relevante estudar as peculiaridades ecológicas e fisiológicas das reacções adaptativas do organismo da população imigrante da região agroindustrial da Rússia.

O objetivo do presente trabalho foi estudar a reatividade beta-adrenérgica dos eritrócitos e a relação entre o conteúdo de cortisol, glicose, iões de sódio e potássio na saliva da população nativa da região de Lipetsk que vive em locais com diferentes cargas antropotecnogénicas, com fundamentação fisiológica de critérios para avaliar e prever a eficácia da adaptação humana a estas condições.

De acordo com este objetivo, foram estudados os indicadores do sistema cardiovascular, a adrenoreactividade da membrana eritrocitária, bem como as alterações do teor de iões sódio, potássio, glicose e cortisol na saliva de migrantes que vivem em condições com diferentes níveis de carga antropotecnogénica. Foram desenvolvidos critérios de prognóstico para avaliar a eficácia da adaptação humana em condições com diferentes níveis de carga antropotecnogénica, a fim de evitar o esgotamento atempado dos recursos de adaptação do organismo.

A investigação foi conduzida na região de Lipetsk em condições de baixa e alta carga antropotecnogénica.

Entre muitas combinações de testes bioquímicos e fisiológicos, seleccionámos os mais modernos, informativos e não trabalhosos, combinámo-los num único espetro e desenvolvemos métodos para a sua aplicação. Efectuámos uma avaliação quantitativa do sistema cardiovascular e do índice de alterações funcionais e, através de métodos matemáticos, analisámos a influência dos parâmetros acima referidos na bioquímica da saliva. O complexo de métodos utilizados na avaliação do estado funcional do contingente de indivíduos que vivem em condições com diferentes graus de carga antropotecnogénica permite identificar condições pré-natológicas associadas à influência de factores eco-patogénicos, para prever possíveis perturbações da saúde.

Escolhemos a saliva como fluido biológico para o estudo, dado que alguns componentes da sua composição (nomeadamente, os electrólitos sódio e potássio) são indicadores indirectos da libertação de hormonas adaptativas e são os mais afectados por factores de stress. Para além disso, a composição quantitativa de outros componentes da saliva também depende da influência de várias influências endógenas e exógenas no organismo - [59]. As experiências mostraram que a determinação simultânea da concentração de sódio, potássio, glucose e cortisol na saliva, bem como o estudo da sua dinâmica, dá uma ideia bastante precisa e abrangente do estado funcional e psicofisiológico do organismo dos sujeitos. Escolhemos os componentes bioquímicos acima referidos para o estudo com base na análise do significado de cada um deles para o organismo humano.

Sabe-se que, em qualquer situação de stress, há uma ativação do sistema simpático-adrenal. Uma das características do estado individual do CAC é a adrenoreactividade da membrana eritrocitária. Neste contexto, foi determinada a adrenoreactividade da membrana eritrocitária de todos os migrantes que vivem em condições com diferentes níveis de carga antropotecnogénica.

Assim, o estudo de indicadores sensíveis de processos biológicos fundamentais do organismo humano a nível molecular foi efectuado utilizando métodos não invasivos e sem sangue, convenientes para aplicação nas condições da realidade real.

A análise da concentração de electrólitos na saliva de homens e mulheres que vivem em condições de baixo e alto nível de carga antropotecnogénica (ATN) mostra que a concentração de iões de sódio aumenta e a concentração de iões de potássio diminui. Simultaneamente, observa-se um aumento do rácio Na/K. Estas alterações são mais acentuadas nos homens e nas mulheres que vivem em condições de elevada carga antropotecnogénica.

Ao comparar os indicadores estudados em homens e mulheres que vivem em condições com uma classificação baixa de carga antropotecnogénica com os que vivem em condições com uma classificação alta, observa-se um aumento significativo nos iões de sódio. A concentração de iões de potássio, neste caso, nos homens praticamente não se altera, e nas mulheres diminui ligeiramente. A este respeito, a relação Na/K aumenta mais significativamente nas mulheres do que nos homens. A nossa análise das alterações na concentração de electrólitos mostra que existe uma correlação direta entre as alterações na concentração de sódio, potássio e relação Na/K na saliva humana e o grau de gravidade da carga antropotecnogénica.

Uma das razões para o aumento da concentração de sódio na saliva é a diminuição do conteúdo total de água do corpo. A principal razão para a alteração da concentração de potássio é uma perturbação do estado ácido-base. A excreção de potássio é o resultado de uma combinação de filtração, reabsorção e secreção. Verificou-se que quando a concentração de potássio no organismo diminui ou aumenta, o fornecimento de glucose às células é prejudicado.

A diminuição da atividade dos indivíduos observada durante a experiência devido ao enfraquecimento dos reflexos, à hipotonia dos músculos e à fraqueza geral é também um sinal de deficiência de potássio no organismo.

A análise das alterações das concentrações de glicose e de cortisol em homens e mulheres que vivem em condições de baixa carga antropotecnogénica mostra o seu aumento acentuado. Estas alterações são mais acentuadas nas condições com um elevado grau de carga antropotecnogénica. É de salientar que, com o aumento do grau de factores ecopatogénicos, a diferença na alteração da concentração de glicose entre homens e mulheres desaparece.

Assim, a análise da concentração de glicose e cortisol na saliva de uma pessoa que vive na zona com baixa e alta carga antropotecnogénica revelou uma série de regularidades. Nas pessoas que vivem na zona de elevada carga antropogénica, a concentração de glicose aumenta acentuadamente e a concentração de cortisol aumenta em menor grau. Existe uma correlação direta entre a alteração da concentração de glicose e cortisol na saliva humana e o grau de carga antropotecnogénica. Verificou-se que os homens e as mulheres que vivem na zona com baixo grau de carga antropotecnogénica têm um aumento de 4,6 e 3,5 vezes na concentração de glucose e de 1,4 e 1,5 vezes na concentração de cortisol, respetivamente. Estas alterações são mais acentuadas nos homens e nas mulheres que vivem na zona de elevada carga antropogénica: a concentração de glucose nos homens e nas mulheres aumenta 10 vezes e a concentração de cortisol 1,7 vezes. O aumento do teor de glucose na saliva ocorre sob a influência da adrenalina, que aumenta o transporte de glucose do sangue para a saliva. Em caso de aumento rápido do gasto de energia causado por esforços musculares pesados, excitação emocional e factores do ambiente profissional de efeito prejudicial, o papel da glicose na energia do organismo aumenta, o que se explica pela rapidez da sua decomposição e oxidação, bem como pelo facto de ser rapidamente extraída do depósito e poder ser utilizada em situações extremas para o organismo.

Alguns autores estão convencidos de que o teor de glucose no sangue é influenciado pelo córtex cerebral. A influência do hipotálamo e do córtex cerebral no teor de glucose da saliva faz-se principalmente através do sistema nervoso simpático, que provoca um aumento da secreção de adrenalina pelas glândulas supra-renais. A adrenalina actua igualmente no fígado e nos músculos, provocando a mobilização do glicogénio. A reserva de glicogénio dos músculos é utilizada como fonte de energia para o seu trabalho. Além disso, a ação da adrenalina implica um aumento do fluxo de glicose do fígado para o sangue, que é utilizado pelo organismo durante esforços físicos e mentais extremos.

A utilização de indicadores do teor de cortisol na saliva, como mostram os resultados deste estudo, é um teste prático e fiável para determinar o grau de tensão das reservas de adaptação do organismo.

O aumento da concentração de cortisol na saliva pode ser explicado pelo facto de que, quando o grau de factores ecopatogénicos aumenta, a secreção de adrenalina pela medula suprarrenal aumenta reflexivamente. A adrenalina que entra no sangue actua sobre o hipotálamo, provocando a formação, em algumas das suas células, de um polipeptídeo, o fator de libertação corticotrópico, que promove a formação da hormona adreno-corticotrópica no lobo anterior da hipófise. Esta hormona é um fator que estimula a produção de glucocorticóides nas glândulas supra-renais. Alguns autores (Babsky E.B., Zubkov A.A., 1972) acreditam que a secreção insuficiente de glucocorticóides, que inclui o cortisol, diminui a resistência do organismo a várias influências nocivas, pelo que assumimos que o aumento da concentração de cortisol na saliva das pessoas examinadas é uma reação adequada do seu organismo ao impacto de factores negativos do ambiente profissional.

A análise individual da concentração de iões de sódio, potássio, glicose e cortisol na saliva mostra o seu carácter multidirecional. Neste sentido, agrupando as pessoas com alterações unidireccionais da concentração de electrólitos, glicose e cortisol, identificámos 4 tipos da sua dinâmica. A análise comparativa dos tipos de dinâmica da concentração de sódio, potássio, relação Na/K, glicose e cortisol com o índice de alterações funcionais (IFI) segundo R.M. Baevsky permite correlacionar os tipos de dinâmica identificados com o grau de stress dos sistemas funcionais do organismo.

Estes tipos de dinâmica reflectem características individuais do organismo na formação de uma adaptação a longo prazo a factores ambientais desfavoráveis.

O primeiro tipo de dinâmica caracteriza-se por uma diminuição insignificante da concentração de sódio, um aumento da concentração de potássio, uma diminuição da relação Na/K, um aumento insignificante da concentração de cortisol e de glucose. As alterações insignificantes do teor de sódio, potássio, glicose e cortisol indicam provavelmente que a dinâmica revelada se encontra no âmbito da síndrome de adaptação, na sua fase inicial, quando se verifica um aumento simultâneo da libertação de hormonas adaptativas (adrenalina, noradrenalina, corticosteróides). Esta hipótese é confirmada pelos valores satisfatórios dos índices hemodinâmicos. Obviamente, os dados experimentais indicam um elevado nível de saúde profissional das pessoas examinadas que pertencem a este tipo de dinâmica. A comparação deste tipo de dinâmica com a IFI indica um estado de baixa tensão dos sistemas funcionais do organismo.

Os índices bioquímicos da saliva com dinâmica de tipo II caracterizam-se por alterações mais significativas no conteúdo dos componentes estudados. Este tipo de dinâmica é acompanhado por um aumento moderado do teor de sódio e uma diminuição do teor de potássio, um aumento da relação Na/K, um aumento significativo da concentração de glucose e um aumento insignificante do cortisol. Este tipo de dinâmica corresponde a um estado de tensão moderada. Obviamente, a manifestação deste tipo de dinâmica está relacionada com a dissociação da libertação hormonal, quando a produção de corticosteróides é acompanhada por uma diminuição da atividade simpático-adrenal. O trabalho do sistema cardiovascular é caracterizado por alterações insignificantes dos parâmetros hemodinâmicos. Os materiais do estudo indicam o gasto das reservas de adaptação do organismo e o início do estado de stress funcional.

O tipo III da dinâmica revelada durante a experiência caracteriza-se por uma gama muito ampla de alterações do teor de sódio, potássio, glicose e cortisol. Neste tipo, verifica-se um aumento significativo da concentração de sódio e uma diminuição da concentração de potássio, bem como um aumento significativo da concentração de cortisol e de glucose. Este tipo de dinâmica pode ser considerado como um indicador de um estado de tensão elevada (aumento da concentração de sódio, diminuição da concentração de potássio). As alterações na composição quantitativa da saliva foram acompanhadas por uma deterioração acentuada das alterações funcionais do sistema cardiovascular. Estes fenómenos podem ser explicados por uma diminuição da atividade do sistema simpático-adrenal e por um aumento da produção de corticosteróides, o que é caraterístico do estado de desadaptação, que ocorre com a tensão dos mecanismos reguladores, que não podem proporcionar o modo ótimo de funcionamento do organismo. A tentativa do organismo de compensar a influência de factores ambientais nocivos em pessoas com o tipo III da dinâmica dos índices bioquímicos da saliva manifesta-se num aumento acentuado do teor de cortisol, o que indica uma tensão muito elevada das reservas de adaptação do seu organismo, o que, por sua vez, é confirmado pelos resultados dos índices fisiológicos, mostrando a discordância das funções vitais do organismo.

Um quadro semelhante em indivíduos com este tipo de dinâmica foi observado em relação à glicose, cuja concentração na saliva aumentou significativamente, o que indica uma forte falta de reservas de energia no organismo. Obviamente, isso é causado por uma adaptação de longo prazo não formada às condições ambientais alteradas ou pelo esgotamento das capacidades de reserva do organismo dos sujeitos.

O mecanismo de ação dos glucocorticosteróides, sendo o principal o cortisol, pode provavelmente ser explicado pela sua reatividade química selectiva. No citoplasma das células de diferentes órgãos existem proteínas - receptores capazes de se ligarem seletivamente aos glucocorticosteróides. A hormona entra então no núcleo, interage com a cromatina e altera a taxa de transcrição de determinados genes. Consequentemente, a quantidade de síntese das proteínas correspondentes também se altera.

As mudanças bruscas em todos os parâmetros estudados reflectem provavelmente o início de um estado de adaptação urgente [94], que não pode fornecer uma resposta adaptativa qualitativa do organismo aos factores circundantes.

Nos indivíduos pertencentes ao tipo IV de dinâmica, registou-se um aumento não significativo da concentração de todos os componentes da saliva em estudo. Neste tipo, verifica-se um aumento moderado da concentração de sódio e um aumento ligeiro da concentração de potássio e do rácio Na/K. Verifica-se um aumento significativo da concentração de glucose e um ligeiro aumento do cortisol. Simultaneamente, observa-se uma unidireccionalidade na alteração das concentrações de sódio e potássio e, tal como o segundo tipo, corresponde ao estado de tensão moderada. Este tipo de dinâmica difere do segundo tipo pelo grau de aumento da concentração de glucose: no segundo tipo, a concentração de glucose aumenta 2,3 vezes e no quarto tipo - 17,5 vezes. Ao analisar os índices hemodinâmicos, não foram encontradas alterações significativas na PA e na FC, o que indica um estado de adaptação satisfatório. Assim, o quarto tipo de dinâmica caracterizou-se por um aumento moderado da concentração de sódio e um aumento insignificante da concentração de potássio. A concentração de glucose e cortisol aumentou significativamente. Os dados obtidos sugerem que o tipo IV de dinâmica corresponde ao estado de tensão moderada com a natureza adequada da atividade. É evidente que os indivíduos com dinâmica tipo IV têm semelhanças com o tipo II em todos os indicadores, exceto na concentração de potássio (no tipo II diminui, no tipo IV aumenta) e na glicose (no tipo IV há um aumento mais significativo da concentração de glicose). A manifestação da dinâmica do tipo IV, bem como a manifestação do tipo II, está associada à dissociação da libertação hormonal, quando a produção de corticosteróides é acompanhada por uma diminuição da atividade simpático-adrenal.

A frequência de ocorrência dos tipos de dinâmica nos homens que vivem em zonas com baixo e alto nível de carga antropotecnogénica mostra que, em condições com baixo nível de carga antropotecnogénica, um quinto dos homens examinados apresenta o primeiro tipo de dinâmica da concentração de iões de sódio, potássio, relação Na/K, glicose e cortisol. Mais de metade dos homens examinados apresenta o segundo tipo de dinâmica. Apenas um em cada dez homens apresenta o terceiro tipo, o que reflecte um elevado grau de tensão dos sistemas funcionais. Em condições de elevada carga antropotecnogénica, o número de homens examinados com o primeiro tipo de dinâmica diminui duas vezes e o número de homens examinados com o terceiro tipo de dinâmica aumenta acentuadamente. A análise da frequência de ocorrência dos tipos de dinâmica nas mulheres mostra que, em condições de baixa carga antropotecnogénica, um terço das mulheres examinadas apresenta o primeiro tipo de dinâmica, o que reflecte o estado de baixa tensão dos sistemas funcionais do organismo. A maioria das mulheres examinadas apresenta o segundo tipo de dinâmica, que reflecte o estado de tensão moderada dos sistemas funcionais. Cada 14 das mulheres examinadas com o terceiro tipo de dinâmica, reflectindo o estado de alta tensão dos sistemas funcionais do organismo. Em condições de elevada carga antropotecnogénica, o número de mulheres examinadas com o primeiro tipo de dinâmica diminui drasticamente. Simultaneamente, nestas condições, o número de mulheres examinadas com o segundo tipo de dinâmica diminui e o número de mulheres examinadas com o terceiro tipo de dinâmica aumenta acentuadamente.

Os resultados dos nossos estudos mostram que a frequência de ocorrência dos tipos de dinâmica de electrólitos, glicose e cortisol depende do período de residência e da gravidade dos factores ambientais ecopatogénicos. A análise dos tipos de dinâmica em homens e mulheres com o período de residência antes e depois de três anos em zonas com baixo e alto grau de carga antropotecnogénica mostra que, entre os examinados com o período de residência de 3 e mais anos, o número de pessoas com o primeiro tipo aumenta significativamente e o número de pessoas com o terceiro tipo, que reflecte um elevado grau de stress dos sistemas funcionais do organismo, diminui acentuadamente. A mesma regularidade é observada entre as pessoas examinadas que vivem em zonas com um elevado grau de carga antropotecnogénica.

A nossa análise mostra que o número de pessoas com o primeiro tipo de carga antropotecnogénica aumenta significativamente entre as pessoas que viveram durante 3 ou mais anos em condições de baixa e alta classificação de carga antropotecnogénica, e o número de pessoas com o terceiro tipo, que reflecte um elevado grau de stress dos sistemas funcionais do organismo, diminui acentuadamente.

Assim, foi estabelecido que a frequência de ocorrência dos tipos de dinâmica das concentrações de electrólitos, glicose e cortisol na saliva humana depende do grau de carga antropotecnogénica e do período de residência nos territórios classificados. Daqui resulta que os tipos de dinâmica das concentrações de electrólitos, glicose e cortisol na saliva podem ser utilizados como um dos métodos objectivos de avaliação das capacidades de adaptação humana e de previsão atempada de condições pré-natológicas e pré-mórbidas resultantes da inadequação do processo de adaptação.

Os resultados dos estudos realizados podem ser utilizados na decisão de questões de racionamento da carga profissional e no processo de peritagem médica com o objetivo de definir o limiar dos mecanismos compensatórios em função de uma condição funcional de um organismo e prever a estabilidade, uma vez que todos os parâmetros bioquímicos da saliva investigados estão em estreita inter-relação e participam na manutenção da homeostase.

O sódio é conhecido por ser o principal catião univalente do fluido extracelular; e o potássio é o principal catião intracelular. Localizados em ambos os lados da membrana plasmática, formam uma diferença de potencial. Uma alteração da concentração de qualquer um destes electrólitos implica uma alteração da permeabilidade da membrana celular, que terá, sem dúvida, um efeito profundo no metabolismo da célula e, consequentemente, no metabolismo de todo o organismo.

O sódio, ao mesmo tempo que participa na manutenção da constância do meio extracelular, tem também uma série de efeitos reguladores. O transporte de glicose para o interior da célula depende diretamente da presença de sódio no meio intracelular: um aumento da concentração intracelular de sódio aumenta a entrada de glicose na célula.

Muitos sistemas reguladores influenciam a manutenção das concentrações de sódio e potássio no organismo dentro de limites estreitos: hipotálamo, glândula pituitária, glândulas supra-renais, rins, tecido da parede da aurícula direita. Por conseguinte, é óbvio que uma alteração brusca do conteúdo de qualquer um destes electrólitos implicará uma discordância das funções fisiológicas e mentais do organismo. Esta suposição é confirmada pelos índices bioquímicos da saliva característicos das pessoas examinadas com dinâmica do tipo III dos componentes investigados. Este tipo de dinâmica, como já foi mencionado acima, é acompanhado por uma discordância das funções fisiológicas do organismo.

A síndrome de stress é um componente integral da fase urgente de adaptação a todos os factores, incluindo os eco-patogénicos, sem exceção. O seu conteúdo principal é a excitação dos centros autonómicos superiores como consequência dos sistemas adrenérgico e pituitário-adrenal. Como resultado, o efeito de altas concentrações de catecolaminas e glucocorticóides é realizado. Estes dois factores têm um amplo espetro de ação no organismo, cuja principal caraterística é a mobilização de energia e de recursos de stress do organismo.

As catecolaminas aumentam o volume cardíaco minuto, provocam a mobilização da reserva hepática de glicogénio e a hiperglicemia, a lipólise e o aumento do teor de ácidos gordos no sangue e, consequentemente, aumentam o fluxo de oxigénio e de substratos de oxidação para os tecidos.

Os glucocorticóides actuam a nível genético, activando a gluconeogénese e a transaminação e, consequentemente, a conversão de aminoácidos em glicose, a reserva estrutural de energia do organismo.

O excesso de oxigénio, de glicose e de ácidos gordos resultantes das reacções de mobilização do organismo são dirigidos seletivamente para os sistemas que desempenham a função aumentada.

Com a exposição repetida do organismo a estímulos fortes, a síndrome de stress diminui gradualmente à medida que se forma o traço de stress sistémico, que constitui a base da adaptação.

Em caso de aumento acentuado dos factores ecopatogénicos, há uma falta de possibilidade de adaptação, o que se manifesta claramente nas pessoas examinadas com o tipo III de dinâmica dos índices bioquímicos da saliva. Isto leva ao facto de as perturbações da homeostase, que constituem um estímulo de stress, persistirem durante muito tempo. A excitação dos sistemas adrenérgico e pituitário-adrenal, que constitui o conteúdo do stress, acaba por ser prolongada. Como resultado da ação invulgarmente longa e intensa de concentrações elevadas de catecolaminas e glucocorticóides, pode ocorrer uma grande variedade de lesões, que constituem o campo das chamadas doenças de stress, que ocupam um dos lugares principais na medicina moderna.

Todos estes factos significam que, em determinadas condições, a síndrome de stress, de uma relação geral não específica de adaptação do organismo a vários factores ambientais, se transforma numa relação geral e não específica de patogénese de doenças que limitam a duração da vida humana.

É um facto bem conhecido em psicologia e psiquiatria que o estado de stress emocional pode persistir durante muito tempo após a eliminação do fator que causou o stress - [112]. Esta ativação pós-stress dos sistemas pituitário-adrenal e adrenérgico, determinada pelos componentes emocionais do stress, desempenha o seu papel no desenvolvimento de danos provocados pelo stress.

Por conseguinte, para prevenir as patologias, é necessário reduzir a intensidade e a duração da ação dos factores eco-patogénicos desfavoráveis sobre o organismo; aumentar as reservas dos sistemas funcionais do organismo, proporcionando as suas capacidades de adaptação e resistência.

Assim, no decurso da investigação, foram estudadas as características fisiológicas da formação de reacções adaptativas do organismo em condições de baixa e alta carga antropotecnogénica, cujo grau de expressão é determinado pelo nível de saúde e reserva funcional das pessoas examinadas.

CONCLUSÕES

1. Como resultado de uma investigação complexa com base na utilização de vários indicadores fisiológicos e bioquímicos e na utilização de métodos matemáticos modernos de análise, foram desenvolvidas bases médicas e biológicas para avaliar o impacto dos factores ambientais ecopatogénicos no estado funcional do corpo humano, com previsão de vários graus de stress e adequação das reacções de adaptação.

2. Foi demonstrada uma correlação direta entre as alterações da concentração de sódio, potássio, relação Na/K, glicose e cortisol na saliva humana e o grau de gravidade da carga antropotecnogénica: nos indivíduos migrantes que vivem numa zona com um elevado grau de carga antropotecnogénica, a concentração de iões de sódio (1,6 vezes), potássio (1,2 vezes), Na/K (1,9 vezes), glicose (10 vezes) e cortisol (1,7 vezes) aumenta.

3. Foram estabelecidos quatro tipos de dinâmica da concentração de sódio, potássio, relação Na/K, glicose e cortisol na saliva humana, cuja frequência depende do grau de carga antropotecnogénica. Os três primeiros tipos de dinâmica apresentam multidireccionalidade e o quarto tipo apresenta unidireccionalidade das alterações dos parâmetros estudados.

4. A análise comparativa dos tipos de dinâmica de sódio, potássio, glicose, cortisol e relação Na/K na saliva com o índice de alterações funcionais revelou que cada tipo reflecte um certo grau de tensão dos sistemas funcionais do organismo e das suas capacidades adaptativas. O primeiro tipo de dinâmica reflecte o estado de baixa tensão dos sistemas funcionais do organismo (a prevalência em condições de baixa carga antropotecnogénica é de 20% entre os homens e de 29% entre as mulheres,

e em condições de alta carga antropotecnogénica diminui para 9%). O segundo tipo de dinâmica (a prevalência em condições com uma carga antropotecnogénica baixa é de 64% entre os homens e 62% entre as mulheres, e em condições com uma carga antropotecnogénica alta diminui para 41%) corresponde a um estado de tensão moderada e está associado a alterações significativas nos indicadores estudados. O terceiro tipo de dinâmica (a prevalência em condições de baixa carga antropotecnogénica é de 9% entre os homens e de 7% entre as mulheres, e em condições de alta carga antropotecnogénica aumenta para 45%) caracteriza-se por um estado de alta tensão do organismo e por alterações pronunciadas de desadaptação. O quarto tipo de dinâmica (a prevalência em condições de baixa carga antropotecnogénica é de 7% entre os homens e 2% entre as mulheres, e em condições de alta carga antropotecnogénica é de 6% entre os homens e 5% entre as mulheres) corresponde ao estado de tensão moderada dos sistemas reguladores do organismo.

5.   Foi estabelecido que a reatividade beta-adrenérgica das membranas dos eritrócitos (β-ARM) permite avaliar o grau de atividade do sistema simpatoadrenal, tendo em conta as características individuais do organismo. Verificou-se que os homens que vivem em zonas com um elevado grau de carga antropotecnogénica experimentam um aumento regular da atividade do sistema simpatoadrenal devido à exposição constante a uma combinação de factores eco-patogénicos, como evidenciado por um aumento significativo da β-ARM.

6. Os resultados da investigação complexa realizada constituíram uma base científica para a avaliação e previsão de estados pré-natológicos com o desenvolvimento de medidas preventivas orientadas para evitar o esgotamento das capacidades adaptativas do organismo sob a ação de um conjunto de factores eco-patogénicos e o ajustamento adequado das

abordagens metodológicas para a normalização das reservas funcionais do organismo e o restabelecimento total da sua saúde.

Recomendações práticas

1.   Os resultados desta investigação podem ser utilizados na seleção de migrantes que se deslocam para trabalhar em diferentes regiões da Federação Russa.

2.   O índice de beta adrenoreactividade dos eritrócitos pode ser utilizado para avaliar o nível de atividade do sistema simpático-adrenal durante a ação do stress no organismo.

3.   Os tipos de dinâmica das concentrações de electrólitos, cortisol e glucose na saliva podem ser utilizados para avaliar a eficiência da adaptação humana a condições ambientais alteradas e para o diagnóstico atempado de condições pré-natológicas e de fenómenos de desadaptação (propostas n.ºs 3227/P-444; 3227/P-445).

Lista da literatura utilizada

1.   Abarova Z.U., Shukurov F.A., Nevzorova E.V., Gulin A.V. Parâmetros do estado ácido-base do sangue na avaliação da hipoxémia de alta altitude //Vestnik Lipetsk State Pedagogical University. Série MIFE: matemática, tecnologia da informação, física, ciências naturais. 2013. № 1 (4). C. 58-65.

2.   Abdulloev Sh.A., Shukurov F.A., Zoidboev Z.M., Tsitsikova E.C.. Avaliação e previsão da gravidade da condição e eficácia do tratamento de pacientes com bronquite crónica // Médico de emergência. 2009. № 5. C. 29-30.

3.   Abdulkhakov I.U. Preparações de magnésio na prática dos médicos de clínica geral (revisão da literatura) //Biologia e Medicina Integrativa 2016, 6(6), 118-132.

4. Agajanian N.A. Ecologia, saúde, qualidade de vida (ensaios de análise de sistemas) / Agajanian N.A., Stupakov N.A., Ushakov I.B. - M.: AGMA, 1996. - 251 c.

5.   Agajanyan N.A. Problemas étnicos da fisiologia da adaptação RUDN, 2007.- 57 p.

6. Agajanian N.A., Baevsky R.M., Berseneva A.P. "Problemas de adaptação e a doutrina da saúde", M.2006 - 284 C

7. Agajanian N.A., Borisova O.I., Khlyakina O.V., Gulin A.V. Características do desenvolvimento de distúrbios endócrinos em mulheres em idade reprodutiva em função do nível de carga antropotecnogénica da região de residência // Bulletin of the Ural Medical Academic Science. - 2008. - № 3. (21) - C. 28-32.

8.   Azimova M.K.. Impacto da poluição atmosférica na saúde reprodutiva das mulheres //Biologia e Medicina Integrativa 2016, 1(1), 64-69.

9. Anoshkina N.L., Gulin A.V. Some aspects of health and physical development of students of a large industrial centre // Medico-social problems of modern Russia. Moscovo, 2008, p.10-14.

10.   Arabzoda S.N., Shukurov F.A. Atividade do sistema de realização de stress em estudantes no processo da sua educação // Boletim da Academia de Ciências Médicas do Tajiquistão. 2016. № 4. C. 19-23.

11.   Arabzoda S.N., Shukurov F.A., Kurbanov F.F. Características comparativas da ansiedade e níveis de agressão em estudantes Na coleção: Problemas ecológicos e fisiológicos de adaptação. Materiais do XVIII simpósio russo com participação internacional. Universidade de Amizade dos Povos da Rússia. 2019. C. 26-28.

12.   Arabzoda S.N., Shukurov F.A., Melikova N.H. Estado psicovegetativo na avaliação da capacidade de adaptação ao stress emocional // Aspectos da informação aplicada à medicina. 2015. T. 18. № 1. C. 32-37.

13.   Arabzoda S.N., Halimova F.T. Comparative characteristics of mental efficiency and academic performance of students / Agajanyanov Readings - materials of the II All-Russian scientific-practical conference with international participation. Universidade da Amizade dos Povos da Rússia. Moscovo, 2018, 28-29

14.   Arabova Z.U., Nevzorova E.V. pH do sangue arterial em seres humanos em condições de hipoxémia de alta altitude // Boletim da Universidade Estatal de Polessky. - 2013. - PARTE 1 - P. 7-9

15.   Arabova Z.U., Nevzorova EV, Shukurov FA, Gulin AV Change in electrolyte concentrations in hypoxia // Vestnik of Tambov

University. Série: Ciências Naturais e Técnicas. 2013. T. 18. № 6-2. C. 3283-3285.

16. Arabova Z.U., Shukurov F.A. Previsão da duração óptima da habitação humana a grandes altitudes na coleção: problemas ecológicos e fisiológicos de adaptação. Materiais do XVIII simpósio russo com participação internacional. Universidade de Amizade dos Povos da Rússia. 2019. C. 28-30.

17. Arabova Z.U., Shukurov F.A. Estado do sistema nervoso autónomo na avaliação da adaptação humana à hipóxia de alta montanha // Applied Information Aspects of Medicine. 2015. T. 18. № 1. C. 73-75.

18. Arabova Z.U., Shukurov F.A., Malysheva E.V. Avaliação dos parâmetros de oxigenação em condições de altitude elevada // J. Vestnik da Universidade de Tambov. Série: Ciências Naturais e Técnicas. - 2012. - Vol. 17, Vyp. 4. - C. 1282-1285.

19. Arabova Z.U., Shukurov F.A., Nevzorova E.V. Parâmetros do estado ácido-base do sangue na avaliação da hipoxemia de alta altitude // Boletim da Universidade Pedagógica do Estado de Lipetsk. - 2013 - Série MIFE, Vol. 1 (4). - C. 58-66.

20. Astashchenko A.P., Dorokhov E.V., Shukurov F.A. Estudo do perfil da organização lateral das funções sensório-motoras em humanos ao realizar tarefas que requerem maior concentração de atenção arbitrária em condições de estresse nos exames // Avicenna Herald. 2015. № 1 (62). C. 111-115.

21. Akhmedov K.Y., Shukurov F.A. Relationship of heart rate parameters with physical performance of people during adaptation to high-mountain hypoxia // Human Physiology. 1984. T. 8. № 6. C. 943.

22. Akhmedova G.I. Características dos indicadores de doenças cardiovasculares em pacientes com hipotireoidismo / / Biologia e

Medicina Integrativa 2020, 6 (46), 140-150.\

23. Badritdinova MN, Kudratova D.Sh., Ochilova D.A. Prevalência de alguns componentes da síndrome metabólica na população feminina //Biology and Integrative Medicine 2016, 2(2), 53-61.

24. Badritdinova MN, Tukhtaev DA Frequência da ocorrência de factores de risco de perturbações do metabolismo dos hidratos de carbono em doentes com hipertensão //Biologia e Medicina Integrativa 2021, 5(52), 58-64.

25. Baevsky R.M. "Norma fisiológica e o conceito de saúde". Jornal Fisiológico Russo. - 2003. - T.89, №4. - C.473-489.

26. Borisova O.I., Khlyakina O.V., Gulin A.V. Características das perturbações reprodutivas das mulheres que vivem na região de Lipetsk em zonas com diferentes níveis de carga antropotecnogénica // Journal of theoretical and practical medicine. - 2008a. - T 6. № 1. - C.28-31.

27. Borisova, O.I.; Khlyakina, O.V.; Gulin, A.V. Característica ecológico-fisiológica comparativa do significado da função reprodutiva das mulheres a partir do nível do indicador de carga antropotecnogénica (em russo) // Avicenna Vestnik. - 2008б. - № 2. (35) - C. 113-117.

28. Bykov A.T., Malyarenko Y.E. À questão dos problemas metodológicos da saúde // Vestnik Restorative Medicine. - 2004. - № 1. - C. 9 - 13.

29. Vereshchak E.V., Bondar T.P. Estado de stress oxidativo como indicador de adaptação em trabalhadores da indústria do gás. /Fisiologia das adaptações. - Volgograd, 2008. - C. 312-315.

30. Grigoriev I.V., Gritz A.N. Algumas oportunidades que a saliva apresenta para avaliar o estado psico-emocional de uma pessoa. //Cl. lab. diagn. 2001,- № 8. -. - C. 25-28.

31. Gulzoda K., Halimova F.T., Shukurov F.A. Ethnicity and reproductive health - a cluster-population approach to assessing the reproductive health of women of fertile age LAP LAMBERT, Maurícia, 2019, 305

32. Gulin A.V., Zasyadko K.I., Iyad Hamad S.A. Sistema pericial de previsão da adaptação dos estudantes (ESPAS) / Guia metodológico. - Lipetsk, 2005. - 43 c.

33. Gulin A.V., Shukurov F.A., Halimova F.T. Saúde reprodutiva de mulheres de diferentes grupos étnicos //Biologia e Medicina Integrativa 2019, 9(37), 4-67.

34. Davlatova D.D., Shukurov F.A., Mirzoeva Z.A., Vositzoda Z.F. Indicadores estatísticos básicos da análise matemática do ritmo cardíaco em pessoas saudáveis, com factores de risco e em doentes com hipertensão arterial // Revista Científica e Prática do TIPPMC. 2011. № 3. C. 7-9

35. Denisov A.B. Glândulas salivares. Saliva. M., 2000. - 219 c.

36. Dlusskaya I.G., Zhdanko I.M., Bogdanov Yu.V. Significado crítico do índice de adrenoreactividade na avaliação de algumas qualidades profissionalmente importantes dos operadores humanos // Aerospace and Environmental Medicine, - 2002.- Vol.36, No.5.- P.12-15.

37. Dorokhov E.V., Shukurov F.A., Semiletova V.A., Yakovlev V.N., Gorbatenko N.P. Perspectivas para o uso de métodos de aprendizagem ativa no Departamento de Fisiologia Normal da universidade médica // Avicenna Herald. 2014. № 2 (59). C. 140-144

38. Dubova L.I. Determinação do teor de glucose na saliva pelo método da glucose oxidase como indicador de stress psico-emocional em medicina dentária // Laboratory business. 1990. №4. C. 70-71.

39. Durov A.M. Experience in the application of saliva

electrolyte studies in biorhythmological assessment of the functional state of the sympathoadrenal system in people of different age groups // Methods of mass examination. Tyumen, 1984. C. 125-126.

40. Eliseeva E.V., Isakova L.S. Socio-psychological adaptation of IGMA students in conditions of distance learning //Biology and Integrative Medicine 2021, special issue(49), 84-89.

41. Emelianenko S.M. Influência do trabalho muscular intensivo em alguns indicadores da saliva dos atletas // Teoria e prática da cultura física. - 1972. - № 2. - C. 38-41.

42. Ermakova L.G., Kudryavtseva V.I. Avaliação do estado de tensão do piloto com a ajuda de métodos de investigação sem sangue // Military Medical Journal. 1993. №2. C. 58-60.

43. Ermenteva L.N., Aitbaeva J.B., Akpolatova G.M. O efeito das "substâncias mediadoras" da célula fetal nas alterações da atividade das enzimas transaminases séricas em ratos após hipoxia hipobárica letal //Biologia e Medicina Integrativa 2016, 4(4), 5-14.

44. Zharkov AN Sobre a heterogeneidade da resposta do sistema cardiovascular em condições de stress experimental. / Nikolaev V.I., Sibilev O.P. Proger E.L., Zharkov A.N., Kharitonova I.V., Belogurova E.A.// Boletim da Academia Médica do Estado de São Petersburgo com o nome de I.I.Mechnikov - 2005a.- № 4. - C.108-112

45. Nikolaev V.I., Gornushkina E.Yu., Zharkov A.N. Características do desenvolvimento do stress emocional agudo nas pessoas, dependendo da força do processo de excitação no SNC. // Homem e sua saúde SPb.: SPbMHA , 2005b. C. 190-191.

46. Iyad Hamad. Método de estimativa da adrenoreactividade do organismo através do valor da adrenorecepção da membrana eritrocitária (β-ARM) para determinar o nível de adaptação do estudante ao processo

de aprendizagem no ensino superior. - Lipetsk: LSPU, 2004. - C.1-4.

47.	Iyad Hamad. Indicadores de adrenoreactividade β - ARM em estudantes que praticam e não praticam desporto // Aspectos psicológico-pedagógicos e médico-biológicos da formação profissional de especialistas da Faculdade de Pedagogia e Psicologia: Coletânea de artigos científicos sobre os resultados do trabalho científico e metódico dos professores no ano letivo de 2003/2004. - Lipetsk, 2004. Vyp.4 - P.239-240.

48.	Karpenko V.Ya. Avaliação dos distúrbios de saúde, adaptação e disaptação, formas de sua correção em soldados do serviço de fronteira no Norte: Diss. para uma tese. grau científico. candidato a ciências médicas / V. Ya. Я. Karpenko. - N. Novgorod, 2001. - 233 c.

49.	Kodirova Sh.S. Características do tratamento de perturbações psicológicas em pacientes com doenças cardíacas //Biologia e Medicina Integrativa 2022, 1(54), 118-127.

50.	Kodirova S.S., Jabbarova M.B., Rajabova G.B. Psychosocial characteristics of patients with CHD //Biology and Integrative Medicine 2021, 4(51), 64-78.

51.	Kolpakov M.G. Mechanisms of corticosteroid regulation of organism functions (Mecanismos de regulação das funções do organismo pelos corticosteróides). Novosibirsk: Nauka, Siberian Branch, 1978. - 199 c.

52.	Komilzhanova D.K. O papel da síndrome antifosfolipídica na prevenção da falha na gravidez //Biologia e Medicina Integrativa 2017, 5(11), 21-27.

53.	Kononets I.E., Adaeva A.M., Uralieva Ch.K. Características da homeostase vegetativa e do desenvolvimento físico dos adolescentes que vivem nas montanhas baixas do Quirguizistão //Biology and Integrative Medicine 2021, 6(53), 155-161.

54. Kotelnikov VP, Morozov VN Stress emocional no trabalho em condições extremas // Bulletin of the Russian Academy of Medical Sciences. - 1992. - № 11. - C. 51-57.

55. Krasichkov D.V. Utilização do índice de β-adrenorecepção das membranas celulares para avaliar a adaptação dos estudantes em função do estado da sua aptidão física // Coleção de artigos científicos de estudantes de pós-graduação e candidatos. - Lipetsk: LSPU, 2008. - Vp.5. - P. 177-179.

56. Krasichkov D.V. Particularidades fisiológicas da adaptação dos estudantes-atletas ao aumento da carga física no processo de aprendizagem no ensino superior // Resumo da dissertação, Candidato a Ciências Biológicas, Moscovo, 2009, 22 p.

57. Krasichkov D.V., Gulin A.V. Estado funcional do sistema cardiovascular e capacidades adaptativas de estudantes modernos / Ambiente e saúde // Coleção de artigos da IV Conferência científica e prática de toda a Rússia - Penza, 2007. - C. 117-120.

58. Krivosheeva L.N., Sadykov F.A., Kildebekova R.N. Principais factores de risco de doenças cardiovasculares que predispõem à formação de hipertensão arterial em militares: problemas médico-sociais da Rússia moderna. Moscovo, 2008. - C.23-27.

59. Kuvshinov D.Yu. Arterial pressure indices at rest and under psychoemotional stress in individuals with different achievement motivation. /Fisiologia das adaptações. - Volgograd, 2008. - C. 254-258.

60. Kuznetsova M.N., Pinelis V.G. Conteúdo dos íons K, Na, CI e Ca iônico na secreção salivar de crianças. M., 1995. 8 c.

61. Larina I.M., Whitson P., Smirnova T.M., Yu-Ming Chen.

Ritmos circadianos da concentração de cortisol na saliva // Human Physiology. 2000. №4. C. 94-100.

62.	Leontiev V.K. Métodos bioquímicos de investigação em estomatologia clínica e experimental. Omsk, 1978. 89 c.

63.	Leontiev V.K., Voronin V.F. Saliva: composição, propriedades, funções (revisão analítica) / Instituto Central de Pesquisa de Estomatologia. M., 2000. C. 21.

64.	Medvedev V.A., Markevich O.. P. Melhoria da saúde da juventude estudantil por meio da cultura física // Vyshayshaya shkola. - 2003. - № 3. - C. 72-75.

65.	Meerson F.Z. Adaptação, stress e prevenção. Moscovo: "Nauka", 1981. 277 c.

66.	Mindubaeva F.A., Shukurov F.A., Salikhova E.Y. Características étnicas das reacções adaptativas dos estudantes que vivem em diferentes condições climáticas e geográficas / Na coleção: Ritmo cardíaco e tipo de regulação vegetativa na avaliação do nível de saúde pública e aptidão funcional dos atletas. Anais do VI simpósio totalmente russo. 2016. C. 209-213.

67.	Mukhamedova S.G., Shukurov F.A., Naimova N.M. Características da atividade funcional dos néfrons remanescentes após nefrectomia renal nas altas montanhas // Relatórios da Academia de Ciências da República do Tajiquistão. 2006. T. 49. № 6. C. 580-584.

68.	Nidekker I.G., Shukurov F.A. Metodologia informática para encontrar as características de amplitude-frequência do sistema cardiorrespiratório na tarefa de adaptação à altitude elevada // Human Physiology. 1989. T. 16. № 6. C. 154.

69.	Nikolaeva V.V., Shukurov F.A. Características étnicas do crescimento e do peso das raparigas no Vale de Hissar do Tajiquistão

//Biologia e Medicina Integrativa 2020, 6(46), 23-30.

70. Pavlov A.S. Mecanismos psicofisiológicos e consequências do stress diário. // Human Physiol. - 2002. - 28, № 4 - C. 45-53.

71. Rakhimzhanova J.A., Balkhybekova A.O., Zhyengalieva A.K., Uazirkhanov M.U. Estudo do equilíbrio autonómico através da análise do cardiorritmograma //Biology and Integrative Medicine 2021, 6(53), 240-247.

72. Savitsky V.S., Khamchiev K.M. Justificação fisiológica da construção do processo de treino de atletas de ciclismo de pista de sprint //Biologia e Medicina Integrativa 2021, 6(53),314-318.

73. Salikhova E.Y., Mindubaeva F.A., Shukurov F.A. Estado dos sistemas reguladores do corpo de estudantes com diferentes níveis de atividade motora // Vestnik Avicenna. 2012. № 1 (50). C. 125-128

74. Selje G. Ensaios sobre a síndrome de adaptação. M., 1990. 254 c.

75. Sellier G. Stress sem angústia. / Sellier G. - M.: Progress, 1982. - 125 c.

76. Struk R.I., Dlusskaya I.G. Adrenoreactivity and cardiovascular system. Moscovo: Medicina, 2003.-160 p.

77. Tananakina TP, Lysenko EA, Zadorozhny SP, Parinov RA, Kutsevol OV Avaliação comparativa do índice do estado físico do organismo de rapazes e raparigas estudantes de universidades médicas que estudam em diferentes condições socioeconómicas //Biologia e Medicina Integrativa 2021, 6(53), 350-358.

78. Tananakina TP, Lysenko E.A., Parinov R.A. Assessment of adaptation capabilities of young men students of medical university, studying in different socio-economic conditions //Biology and Integrative Medicine 2021, 6(53), 341-349.

79.   Umbetzhanova A.T. The influence of online learning on the development of emotional intelligence in undergraduate students of medical university //Biology and Integrative Medicine 2021, 6(53), 363-367.

80.   Fomenko L. A. Avaliação da saúde psicossomática dos estudantes com base em modelos matemáticos e estatísticos baseados em dados de monitorização: Dissertação para a obtenção do grau de Candidato em Ciências Psicológicas / L. A. Fomenko. A. Fomenko. - SPb., 2002. - 195 c.

81.   Furduy F.I. - Stress, evolução humana, saúde e sanocreatologia - Actas científicas do II Congresso de Fisiologistas da CEI "Fisiologia e Saúde Humana", Moscovo-Kishineu, 2008. - C.241

82.   Furduy F.I. Problemas de stress e degradação biológica prematura do homem. Sanocreatologia. Seu presente e futuro // Problemas modernos de fisiologia e sanocreatologia. 2005.- C.16-36

83.   Furdui F.I., Lacusta V.N., Vudu L.F. Bases práticas da acupunctura sanocreatológica. Chisinau, 2007. 390 c.

84.   Habibova N.N., Avezova S.M. Características dos processos de peroxidação lipídica e atividade antioxidante da saliva na cavidade oral na estomatite aftosa crónica recorrente //Biologia e Medicina Integrativa 2019, 3 (31), 112-121.

85.   Halimova F.T. Adrenoreactividade dos eritrócitos no processo de adaptação de pessoas que vivem em zonas com baixo e alto grau de carga antropotecnogénica //Vestnik Avicenna 2009, 3(40), 128-132

86.   Khalimova F.T. Hormonal profile in women of reproductive age of different ethnic groups / Health of the population - the basis of prosperity of Russia, Materials of the X Anniversary All-Russian

scientific-practical conference with international participation. Filial da RGSU em Anapa. 2016, 322-324

87.	Halimova F.T. Hormonas da tiroide e supra-renais na previsão do grupo de risco de violação da saúde reprodutiva da mulher / Actas do XXIII Congresso da Sociedade Fisiológica I.P. Pavlov com participação internacional, Moscovo, 2017, 201-202

88.	Halimova F.T. Marcadores imunogenéticos de predisposição hereditária para a reação antifosfolipídica // Boletim da Academia de Ciências Médicas do Tajiquistão 2017, 4(24), 78-81

89.	Halimova F.T. Abordagem de grupo para a avaliação da saúde reprodutiva das mulheres //Vestnik da Academia de Ciências Médicas do Tajiquistão 2017, 2(22), 72-76

90.	Halimova F.T. Predisposição hereditária para a reação antifosfolipídica /Problemas ecológicos e fisiológicos de adaptação - materiais do XVIII simpósio russo com participação internacional. Universidade de Amizade dos Povos da Rússia. 2019, 239-241

91.	Halimova F.T. Características das hormonas gonadotrópicas e tiroideias em mulheres que vivem em diferentes zonas climatogeográficas / Leituras de Agajanianovskie - materiais da II Conferência científica-prática totalmente russa com participação internacional. Universidade da Amizade dos Povos da Rússia. Moscovo, 2018, 271-272

92.	Halimova F.T. Características dos indicadores de reação antifosfolipídica em mulheres que vivem em diferentes zonas climatogeográficas //Vestnik da Academia de Ciências Médicas do Tajiquistão 2018, 8, 1(25), 98-103

93.	Halimova F.T. Características dos indicadores regionais médios de imunidade celular em mulheres que vivem em diferentes condições climatogeográficas // Vestnik da Universidade de Tambov. Série: Ciências Naturais e Técnicas 2017, 22, 1, 217-220

94. Halimova F.T. Avaliação do sistema da tiroide em mulheres de diferentes grupos étnicos tendo em conta as condições climatogeográficas de residência //Health, Demography, Ecology of Finno-Ugric Peoples 2015, 4, 88-91

95. Halimova F.T. Indicadores do perfil imunogenético na avaliação da saúde reprodutiva de mulheres que vivem em diferentes zonas climáticas e geográficas // Boletim da Academia de Ciências Médicas do Tajiquistão 2016, 3, 114-119

96. Halimova F.T. Population features in women of fertile age /Ecological and physiological problems of adaptation - materials of the XVII All-Russian symposium with international participation. Universidade de Amizade dos Povos da Rússia. 2017, 274-275

97. Halimova F.T. Factores epigenéticos no diagnóstico de doenças reprodutivas // Boletim da Academia de Ciências Médicas do Tajiquistão 2017, 3(23), 91-97

98. Khalimova F.T., Abdusattorova M.A. Estado da saúde reprodutiva por indicadores de autoimunidade celular /Agadzhanyanov Leituras - materiais da II Conferência científico-prática totalmente russa com participação internacional. Universidade de Amizade dos Povos da Rússia. Moscovo, 2018, 273-274

99. Khalimova F.T., Ganizoda M.H., Abdusattorova M.A. Características imunofisiológicas do desenvolvimento da saúde reprodutiva da síndrome antifosfolipídica /Problemas ecológicos e fisiológicos de adaptação - materiais do XVIII simpósio russo com

participação internacional. Universidade de Amizade dos Povos da Rússia. 2019, 241-243

100. Halimova FT, Gulin AV, Malysheva EV, Nazirova AA Características clínicas e laboratoriais da síndrome antifosfolipídica em mulheres com história obstétrica // Vestnik da Universidade de Tambov. Série: Ciências Naturais e Técnicas 2012, 17, 4, 1285-1288

101. Halimova F.T., Gulin A.V., Malysheva E.V., Nazirova A.A. Características dos parâmetros de coagulação sanguínea na síndrome antifosfolipídica // Vestnik da Universidade de Tambov. Série: Ciências Naturais e Técnicas 2102, 17, 5, 1449-1451

102. Halimova F.T., Gulin A.V., Nevzorova E.V., Nazirova A.A., Shukurov F.A. Determinação dos valores de critério das hormonas reprodutivas na formação do grupo de risco de doenças reprodutivas // Vestnik da Universidade de Tambov. Série: Ciências Naturais e Técnicas. 2015. T. 20. № 6. C. 1640-1643.

103. Halimova F.T., Gulin A.V., Nevzorova E.V., Nazirova A.A., Shukurov F.A. Avaliação do perfil hormonal reprodutivo em mulheres de diferentes grupos étnicos tendo em conta as condições climáticas e geográficas de residência // Vestnik of Tambov University. Série: Ciências Naturais e Técnicas. 2015. T. 20. № 6. C. 1644-1648.

104. Halimova F.T., Gulin A.V., Nevzorova E.V., Shukurov F.A. Particularidades étnicas do perfil imunogenético das mulheres que vivem em diferentes zonas climatogeográficas // In Proceedings: Health of the population - the basis of prosperity of Russia. Materiais da conferência científica-prática russa do X Jubileu com participação internacional. Filial da RGSU em Anapa. 2016. C. 325-328.

105. Halimova F.T., Gulin A.V., Shukurov F.A. Alterações na composição bioquímica da saliva em pessoas que vivem em áreas com

carga antropotecnogénica de baixo e alto nível // Actas da Academia de Ciências da República do Tajiquistão. Departamento de Ciências Biológicas e Médicas. 2009. № 2. C. 59-63.

106. Halimova F.T., Gulin A.V., Shukurov F.A. Características dos indicadores regionais médios do perfil hormonal em mulheres que vivem em diferentes condições climatogeográficas // Vestnik da Universidade de Tambov. Série: Ciências Naturais e Técnicas. 2016. T. 21. № 6. C. 2289-2294.

107. Halimova F.T., Gulin A.V., Shukurov F.A. Características da autoimunidade humoral em mulheres de diferentes grupos étnicos // Saúde, Demografia, Ecologia dos Povos Fino-Úgricos 2015, 4, 91-93

108. Khalimova F.T., Zuhurova P.M. Genetic predisposition of students to obesity / Agajanian readings - materials of the II All-Russian scientific-practical conference with international participation. Universidade de Amizade dos Povos da Rússia. Moscovo, 2018, 274-275

109. Halimova F.T., Nevzorova E.V., Gulin A.V., Nazirova A.A. Imunoreactividade do corpo de mulheres em idade reprodutiva que vivem na região de Lipetsk // No Mundo das Descobertas Científicas. 2014. № 2 (50). C. 353-359

110. Halimova F.T., Nevzorova E.V., Gulin A.V., Nazirova A.A. Determinação da norma regional de parâmetros imunológicos em mulheres em idade fértil que vivem na região de Lipetsk // Vestnik da Universidade de Tambov. Série: Ciências Naturais e Técnicas 2013, 18, 6-2, 3286-3288

111. Halimova F.T., Nevzorova E.V., Gulin A.V., Nazirova A.A., Shutova S.V. Características do estado imunitário das mulheres que vivem na República do Tajiquistão / Problemas actuais das ciências naturais -

materiais da conferência internacional extramuros científico-prática. otv. 2014, 118-123

112. Halimova F.T., Nevzorova E.V., Gulin A.V., Shukurov F.A. Características comparativas do perfil imunogenético das mulheres do Tajiquistão e da região central da Terra Negra da Rússia // Vestnik da Universidade de Tambov. Série: Ciências Naturais e Técnicas. 2016. T. 21. № 1. C. 231-235.

113. Halimova F.T., Nevzorova E.V., Gulin A.V., Shutova S.V. Determinação de anticoagulantes do tipo lúpico na avaliação da síndrome antifosfolípide /Problemas Actuais das Ciências Naturais 2013, 19-24

114. Halimova FT, Nevzorova EV, Shukurov FA, Gulin AV Determinação do valor preditivo do IGG para a protrombina em relação à avaliação da síndrome antifosfolipídica // In Proceedings: Health for All. Coletânea de artigos da V Conferência Internacional Científica e Prática. Conselho Editorial: K.K. Shebeko [et al]. 2013. C. 267-268

115. Halimova FT, Nevzorova EV, Shukurov FA, Gulin AV Papel das proteínas - cofactores no desenvolvimento da síndrome antifosfolipídica // Herald of Lipetsk State Pedagogical University. Série MIFE: Matemática, Tecnologias da Informação, Física, Ciências Naturais 2013, 1(4), 113-115

116. Halimova FT, Nevzorova EV, Shukurov FA, Gulin AV Características comparativas do imunofenótipo reprodutivo e dos níveis de imunoglobulina sérica em mulheres de diferentes grupos étnicos // Vestnik of Lipetsk State Pedagogical University. Série MIFE: Matemática, Tecnologias da Informação, Física, Ciências Naturais 2015, 1(16), 115-119

117. Halimova F.T., Shukurov F.A. Estado hormonal na avaliação de perturbações da saúde reprodutiva //Biologia e Medicina Integrativa 2019, 10(38), 4-12.

118. Halimova F.T., Shukurov F.A., Arabzoda S.N. Características comparativas de diferentes formas de agressão com ansiedade, ritmos de correlação e estado funcional do corpo // Boletim da Academia de Ciências Médicas do Tajiquistão 2020, 10, 2(34), 196-201

119. Halimova F.T., Shukurov F.A., Arabzoda S.N. Formas, níveis e perfil de agressão em estudantes em comparação com o seu desempenho académico // Boletim da Academia de Ciências Médicas do Tajiquistão 2020, 10, 2(34), 182-187

120. Khalimova F.T., Shukurov F.A., Gulin A.V. Immuno-endocrine aspects of reproductive health of women of different ethnic groups (literature review) // No livro: HUMAN SCIENCE - FROM AVICENNA TO MODERNITY. Aslonova I.J., Aslonova Sh.J., Baimuradov R.R., Vorobeychik Y.N., Gulin A.V., Karomatov I.D., Mavlonov A.A., Orziev Z.M., Orzieva Sh.Z., Ochilova D.A., Porsoev J.A., Ruziev O.A., Saidov S.A., Khaidarov N.K., Khaidarova D.K., Halimova F.T., Hodjaeva D.T., Sharipova D.S., Shukurov F.A. Bukhara, 2018. C. 4-69.

121. Halimova F.T., Shukurov F.A., Nurmatov A.A. Avaliação e previsão da saúde reprodutiva de mulheres em idade fértil // Boletim da Academia de Ciências Médicas do Tajiquistão. 2019. T. 9. № 2 (30). C. 199-208

122. Khlyakina, O.V.; Gulin, A.V. Hygienic characterisation of the action of anthropogenic environmental factors on the state of health of the population of the Lipetsk region (in Russian) // Medico-social problems of modern Russia. Moscovo, 2007. - C.92-97.

123. Khlyakina O.V., Karsakova Y.E., Tyatenkova N.N. Influência dos factores tecnogénicos nos indicadores de saúde dos habitantes da cidade industrial. / O.V.Khlyakina, //Vestnik Pomorskogo Universitet. - 2006. - №3. - C.46-49.

124. Tsvetaeva T.V. Dinâmica dos indicadores bioquímicos da saliva sob a influência de factores desfavoráveis do ambiente industrial. Problemas médico-psicológicos e pedagógicos da qualidade de vida. Materiais do congresso científico - prático internacional. / Tsvetaeva T.V. - Lipetsk, 1996. - C. 50-51.

125. Tsvetaeva T.V., Gulin A.V. Dinâmica do sódio, potássio, glicose e cortisol da saliva dos trabalhadores metalúrgicos sob a influência de factores antropogénicos do ambiente profissional // Ecologia da região central de Chernozem da Federação Russa: revista científica e técnica. - Lipetsk. -т. 2003. - №1. - C. 20-23.

126. Shandaulov A.H., Khamchiev K.M., Alimov A.A., Bilkenov G.B. Efeito da carga mental-emocional na função de respiração externa em estudantes //Biology and Integrative Medicine 2021, 6(53), 445-452.

127. Shukurov F.A. Adaptação, stress e saúde Mat. 49ª Conf. Científica e Prática TSMU "Adaptação, stress, saúde", Dushanbe, 2001, pp.193-204.

128. Shukurov F.A. Relações interpessoais e estado vegetativo na avaliação das capacidades de adaptação dos estudantes // Saúde, demografia, ecologia dos povos fino-úgricos. 2015. № 4. C. 65-68.

129. Shukurov F.A. Organização do trabalho independente para formar a motivação dos estudantes para a aprendizagem ao longo da vida // Na coleção: Aprendizagem ao longo da vida: Educação contínua para o desenvolvimento sustentável. Actas da 14ª conferência internacional. 2016. C. 262-266.

130. Shukurov F.A. Assessment and prediction of human adaptation capabilities to high altitude / Na coleção: Ecological and physiological problems of adaptation. Actas do XVII simpósio totalmente russo. 2017. C. 276-277.

131. Shukurov F.A. Avaliação e previsão de formas individuais de adaptação humana a grandes altitudes / Mat. I Interd.Conf. "Chronostructure and Chronology of Reproductive Function" e IX Interd.Conf. "Ecological and Physiological Mechanisms of Adaptation", Moscovo, 2000, p.233-235.

132. Shukurov F.A. Avaliação e previsão da eficácia da adaptação humana a grandes altitudes / In Proceedings: Proceedings of the XXIII Congress of the I.P. Pavlov Physiological Society with international participation. 2017. C. 1503-1504.

133. Shukurov F.A. Estado psico-emocional e desempenho académico dos estudantes no processo da sua educação //No livro: Agajanyanov Readings. Materiais da II Conferência Científica e Prática de toda a Rússia. Dedicado ao 90º aniversário do nascimento do académico N.A. Aghajanyan. 2018. C. 303-304.

134. Shukurov F.A. Fundamentação fisiológica dos critérios de avaliação e previsão da adaptação individual de uma pessoa a uma altitude elevada. Resumo da dissertação para um doutor em ciências médicas. - Moscovo, 1995. - 39 c.

135. Shukurov F.A. Formação da motivação para o trabalho autónomo dos estudantes //Applied information aspects of medicine. 2015. T. 18. № 1. C. 22-25.

136. Shukurov F.A. Reservas funcionais de um organismo, nível de saúde e possibilidades de adaptação de um organismo à ação do stress / Trabalhos científicos do 11.º congresso de fisiologistas da CEI

"Fisiologia e saúde da pessoa" - Moscovo-Kishineu, 2008 - P 214.

137. Shukurov F.A., Arabzoda S.N. Atividade do sistema simpatoadrenal na avaliação das capacidades de adaptação do organismo // Na coleção: Saúde da população - a base da prosperidade da Rússia. Materiais da conferência científica-prática do X Jubileu de toda a Rússia com participação internacional. Filial da RGSU em Anapa. 2016. C. 345-348

138. Shukurov F.A., Arabzoda S.N. Características das formas de agressão e estado vegetativo na avaliação das capacidades de adaptação dos estudantes //Vestnik da Academia de Ciências Médicas do Tajiquistão. 2018. T. 8. № 1 (25). C. 111-117.

139. Shukurov F.A., Arabova Z.U. Estado vegetativo na avaliação da adaptação humana à hipóxia de alta montanha // Boletim da Academia de Ciências Médicas do Tajiquistão. 2018. T. 8. № 1 (25). C. 118-123.

140. Shukurov F.A., Arabova Z.U. Estado vegetativo na avaliação das capacidades de adaptação humana à alta montanha // J. Boletim da Academia de Ciências Médicas do Tajiquistão. - 2018. - №1 (25). - C. 121-126.

141. Shukurov F.A., Arabova Z.U. Indicadores integrais da variabilidade da frequência cardíaca na avaliação da adaptação humana à altitude elevada // Boletim da Academia de Ciências Médicas do Tajiquistão. 2019. T. 9. № 1 (29). C. 89-95.

142. Shukurov F.A., Arabova Z.U. Previsão da fase de adaptação estável e do estado pré-natológico em pessoas com diferentes períodos de residência nas altas montanhas // Actas da Academia Nacional de Ciências da República do Quirguistão. 2019. - №4. - C. 83-87.

143.   Shukurov F.A., Arabova Z.U., Arabzoda S.N. Avaliação e previsão das capacidades de adaptação do aluno à ação do stress // Saúde, demografia, ecologia dos povos fino-úgricos. 2015. № 4. C. 68-71.

144.   Shukurov F.A., Atlasova M.H. Resistência inespecífica em estudantes no processo de aprendizagem e stress emocional Na coleção: Problemas ecológicos e fisiológicos de adaptação. Materiais do XVIII simpósio russo com participação internacional. Universidade de Amizade dos Povos da Rússia. 2019. C. 251-253.

145.   Shukurov F.A., Boboev A.A. O estado do sistema nervoso autónomo na avaliação dos níveis de saúde // Applied Information Aspects of Medicine. 2015. T. 18. № 1. C. 212-220

146.   Shukurov F.A., Irgasheva D.Z. Índice de massa corporal e índice de altura-peso na avaliação do estado de saúde dos estudantes //No livro: Agajanyanov Readings. Materiais da II Conferência Científica e Prática de toda a Rússia. Dedicado ao 90º aniversário do nascimento do acadêmico N.A. Aghajanyan. 2018. C. 304-306

147.   Shukurov F.A., Irgasheva D.Z., Zuhurova P.M. Atividade do sistema simpatoadrenal na avaliação das capacidades de adaptação e dos níveis de saúde dos estudantes / Na coleção: Problemas ecológicos e fisiológicos da adaptação. Materiais do XVIII simpósio russo com participação internacional. Universidade de Amizade dos Povos da Rússia. 2019. C. 253-255.

148.   Shukurov F.A., Melikova N.H. Motivational activity of students and the level of anxiety under emotional stress // Russian Physiological Journal named after I.M. Sechenov. I.M. Sechenov. 2004. T. 90. № 8. C. 100.

149.   Shukurov F.A., Melikova N.H. Estado de ansiedade pessoal e reactiva no processo de aprendizagem e stress emocional // Problemas

modernos de fisiologia e morfologia do homem e dos animais. Materiais do congresso científico-teórico republicano Dushanbe, 2007. - C.101-104.

150. Shukurov F.A., Melikova N.H., Abdurakhmanova A.A. Ansiedade reactiva e de personalidade de estudantes sob stress emocional. // Vestnik Avicenna 2004. № 3-4.- C. 111-118.

151. Shukurov F.A., Melikova N.H., Halimova F.T. Papel da ansiedade, tipos de perceção e formas de reação em situações de conflito na formação de relações de estudantes em grupos académicos Na coleção: Problemas ecológicos e fisiológicos de adaptação. Materiais do XVIII simpósio russo com participação internacional. Universidade da Amizade dos Povos da Rússia. 2019. C. 255-256.

152. Shukurov F.A., Mirkosimova M. Características das direcções do ensino profissional e tipos de perceção da novidade pelos estudantes //No livro: Agajanyanov Readings. Materiais do II Congresso Científico e Prático de toda a Rússia. Dedicado ao 90º aniversário do nascimento do Académico N.A. Aghajanyan. 2018. C. 306-307.

153. Shukurov F.A., Nidekker I.G. Dynamic structure of heart rhythm in the process of adaptation to high-altitude hypoxia //Cosmic Biology and Aerospace Medicine. 1981. № 3. C. 28

154. Shukurov FA, Nidekker IG, Brodetskaya EE Características individuais da resposta do sistema cardiorrespiratório em humanos durante a adaptação à altitude elevada // Human Physiology. 1991. T. 15. № 4. C. 105.

155. Shukurov F.A., Halimova F.T. Estados pré-natológicos do corpo //Biologia e Medicina Integrativa 2019, 9(37), 68-80.

156. Shukurov F.A., Halimova F.T. Normal physiology Textbook for students of medical universities / Maurícia, 2020.

157. Shukurov F.A., Halimova F.T. Avaliação da eficácia do trabalho independente dos alunos em horário extracurricular / Na coleção: Anais do XXIII Congresso da Sociedade Fisiológica I.P. Pavlov com participação internacional. 2017. C. 1092-1093

158. Shukurov F.A., Halimova F.T. Psycho-emotional signs of stress of students in the process of learning //Biology and Integrative Medicine 2021, 6(53), 460-466.

159. Shukurov F.A., Halimova F.T. Health levels in students under emotional stress //Biology and Integrative Medicine 2021, 6(53), 467-471.

160. Shukurov F.A., Khalimova F.T., Abdullaeva M.A. Análise dos resultados da avaliação da qualidade do professor de uma instituição de ensino superior //Biologia e Medicina Integrativa 2019, 12(40), 119.

161. Shukurov F.A., Halimova F.T., Arabzoda S.N. Características comparativas de diferentes formas de agressão com ansiedade, ritmos de correlação e estado funcional do corpo // Boletim da Academia de Ciências Médicas do Tajiquistão. 2020. T. 10. № 2 (34). C. 196-201.

162. Shukurov F.A., Halimova F.T., Arabzoda S.N. Características comparativas dos indicadores de desempenho mental e do desempenho académico dos estudantes //Biologia e Medicina Integrativa 2020, 3(43), 188-201.

163. Shukurov F.A., Halimova F.T., Arabzoda S.N. Grau de ansiedade e labilidade emocional em estudantes no processo de sua educação //Biologia e Medicina Integrativa 2020, 3(43), 202.

164. Shukurov FA, Halimova F.T., Arabova Z.U. Homeostasis indicators in short-term human adaptation to high altitude conditions and re-adaptation //Biology and Integrative Medicine 2020, 6(46), 5-22.

165. Shukurov F.A., Halimova F.T., Melikova N.H., Arabzoda S.N. Anxiety level in predicting the motivational activity of students and academic groups //Biology and Integrative Medicine 2020, 4(44), 116-130.

166. Shukurov F.A., Halimova F.T., Mirkosimova M. Características comparativas da adequação da autoestima, ansiedade e tipos de GND em estudantes / Leituras de Agajanian - materiais da III Conferência científico-prática totalmente russa com participação internacional. Universidade da Amizade dos Povos da Rússia. Moscovo, 2020, 254-256

167. Shukurov F.A., Halimova F.T., Nurmatov A.A. Avaliação e previsão da saúde reprodutiva de mulheres em idade fértil // Vestnik da Academia de Ciências Médicas do Tajiquistão 2019, 9, 2(30), 199-208

168. Shukurov F.A., Halimova F.T., Sultonaliev A.H. Assessment and prediction of students' adaptation capabilities to emotional stress / Agajanianov Readings - materials of the III All-Russian scientific-practical conference with international participation. Universidade da Amizade dos Povos da Rússia. Moscovo, 2020, 256-257

169. Shukurov F.A., Halimova F.T., Yasoeva M. Motivação e métodos activos para ensinar os alunos a estudar Fisiologia Normal //Biologia e Medicina Integrativa 2021, número especial (49), 257-263.

170. Ermatov N.J., Abdulkhakov I.U. Avaliação sócio-higiénica da morbilidade entre diferentes segmentos da população com base em materiais de aplicações e exames médicos aprofundados //Biologia e Medicina Integrativa 2021, 6(53), 472-488.

171. Yushkova O.I. Aspectos psicológicos do stress industrial na medicina do trabalho. / Yushkova O.I., Matyukhin V.V., Shardakova E.F. // Med. do Trabalho e Prom. Ecologia. - 2001. - № 8. - C. 1-7.

172.	Agha-Hosseini F., Dizgah I.M., Amirkhani S. A composição da saliva total não estimulada de estudantes de medicina dentária saudáveis. //J. Contemp Dent. Pract. 2006, 1 de maio, 7(2), 104-11.

147.	Andonopoulos A.P. // Brit. J. Rheumatol. - 1991. - Vol. 30. - P. 34.6-348

148.	Aydin S. A comparison of ghrelin, glucose, alpha-amylase and protein levels in saliva from diabetics. //J. Biochem. Mol. Biol. 2007, 31 de janeiro, 40(1), 29-35.

149.	Bigert C., Bluhm G., Theorell T. Cortisol na saliva - uma nova abordagem na investigação do ruído para estudar os efeitos do stress. //Int. J. Hyg. Environ. Health. 2005, 208(3), 227-230.

150.	Burton R.F., Hinton J.W., Neilson E., Beastall G. Concentrações de sódio, potássio e cortisol na saliva e stressores laborais crónicos auto-relatados. //Biol. Psychol. 1996, 5 de fevereiro, 42(3), 425-438.

151.	Castro M., Elias P.C., Martinelli C.E.Jr., Antonini S.R., Santiago L., Moreira A.C. Cortisol salivar como ferramenta para estudos fisiológicos e estratégias diagnósticas. //Braz. J. Med. Biol. Res. 2000, Out., 33(10), 1171-1175.

152.	Cervera R., Font J., Gomez-Puerta J.A., Espinosa G. et al; Grupo de Projeto de Registo da Síndrome Antifosfolipídica Catastrófica. Validação dos critérios preliminares para a classificação da síndrome antifosfolipídica catastrófica. //Ann. Rheum. Dis. 2005, Vol. 64, 1205-1209.

153.	Chaudieu I., Beluche I., Norton J., Boulenger J.P., Ritchie K., Ancelin M.L.. Reacções anormais ao stress ambiental em pessoas idosas com perturbações de ansiedade: evidências de um estudo populacional das alterações diurnas do cortisol. //J. Affect. Disord. 2008, Mar., 106(3), 307-

313.

154. Clow A., Thorn L., Evans P., Hucklebridge F. The awakening cortisol response: methodological issues and significance. //Stress. 2004, Mar., 7(1), 29-37.

155. Crewther B.T., Lowe T., Weatherby R.P., Gill N. O ciclismo de sprint prévio não melhorou a adaptação ao treino, mas as hormonas salivares em repouso estavam relacionadas com a potência e a força do treino. //Eur. J. Appl. Physiol. 2009, abril, 105(6), 919-927.

156. Dlusskaia I.G., Zhdan'ko I.M., Bogdanov Iu.V. [Adrenoreactividade como critério de avaliação de algumas qualidades profissionalmente importantes do operador humano] //Aviakosm. [Adrenoreactividade como critério de avaliação de algumas qualidades profissionalmente importantes do operador humano] //Aviakosm. Ekolog. Med. 2002, 36(5), 12-18.

157. Elloumi M., Ben Ounis O., Tabka Z., Van Praagh E., Michaux O., Lac G. Respostas psicoendócrinas e de desempenho físico em jogadores masculinos de râguebi tunisinos durante uma época de competição internacional. //Aggress Behav. 2008, Nov-Dez., 34(6), 623-632.

158. Essex B., Scott L.B.; Pessoal dos Serviços de Emergência Médica. Stress crónico e estratégias de enfrentamento associadas entre o pessoal voluntário de EMS. //Prehosp. Emerg. Care. 2008, Jan-Mar., 12(1), 69-75.

159. Fairchild G., van Goozen S.H., Stollery S.J., Brown J., Gardiner J., Herbert J., Goodyer I.M. Cortisol diurnal rhythm and stress reactivity in male adolescents with early-onset or adolescence-onset conduct disorder. //Biol. Psychiatry. 2008, 1 de outubro, 64(7), 599-606.

160.	Fauvel J.P. Stress mentol ot systime cardiovisculoire // Ann. Cardiol. Et angeiol. 2002, 51, 2, 76-80.

161.	Geoffroy M.C., Côté S.M., Parent S., Séguin J.R.. Frequência de creches, stress e saúde mental. //Can. J. Psychiatry. 2006, agosto, 51(9), 607-615.

162.	Gulzoda M., Khalimova F., Shukurov F., Gulin A. Abordagem populacional e de agrupamento para avaliação da saúde reprodutiva das mulheres //Georgian medical news 2017, 270, 38-45

163.	Hamilton L.D., Newman M.L., Delville C.L., Delville Y. Resposta fisiológica ao stress de jovens adultos expostos a bullying durante a adolescência. //Physiol. Behav. 2008, 15 de dezembro, 95(5), 617-624.

164.	Hanrahan K., McCarthy A.M., Kleiber C., Lutgendorf S., Tsalikian E. Strategies for salivary cortisol collection and analysis in research with children. //Appl. Nurs. Res. 2006, maio, 19(2), 95-101.

165.	Hansen A.M., Blangsted A.K., Hansen E.A., Søgaard K., Sjøgaard G. Physical activity, job demand-control, perceived stress-energy, and salivary cortisol in white-collar workers. //Scand. J. Clin. Lab. Invest. 2006, 68(6), 448-458.

166.	Hansen A.M., Garde A.H., Persson R. Sources of biological and methodological variation in salivary cortisol and their impact on measurement among healthy adults: a review. //Scand. J. Clin. Lab. Invest. 2008, 68(6), 448-458.

167.	Harinath K., Malhotra A.S., Pal K., Prasad R., Kumar R., Sawhney R.C. Autonomic nervous system and adrenal response to cold in man at Antarctica. //Wilderness Environ. Med. 2005, verão, 16(2), 81-91.

168. Hellhammer D.H., Wüst S., Kudielka B.M. Salivary cortisol as a biomarker in stress research. //Psychoneuroendocrinology. 2009, Fev., 34(2), 163-171.

169. Hong R.H., Yang Y.J., Kim S.Y., Lee W.Y., Hong Y.P. Determinação do tempo de amostragem adequado para a avaliação do stress no trabalho: a cromogranina A salivar e o cortisol em mulheres adultas. //J. Prev. Med. Public. Health. 2009, Jul., 42(4), 231-236.

170. Izawa S., Kim K., Akimoto T., Ahn N., Lee H., Suzuki K. Effects of cold environmental exposure and cold acclimatisation on exercise-induced salivary cortisol response// Wilderness Environ. Med. 2009, outono, 20(3), 239-243.

171. Jessop D.S., Turner-Cobb J.M. Measurement and meaning of salivary cortisol: a focus on health and disease in children //Stress. 2008, 11(1), 1-14.

172. Jurysta C., Bulur N., Oguzhan B., Satman I., Yilmaz T.M., Malaisse W.J., Sener A. Concentração e excreção de glucose salivar em indivíduos normais e diabéticos // J. Biomed. Biomed. Biotechnol. 2009, 2009:430426.

173. Kalniņa I., Toma M.M. Utilização da sonda fluorescente DSM em estudos das alterações estruturais e funcionais da membrana eritrocitária. //J. Fluoresc. 2004, Jan., 14(1), 41-47.

174. [+] Irgasheva Ja., Aldybiat I., Shukurov F.A., Mirshahi M. Physiological role of bone marrow adult stem cell cd133 //Avicenna Bulletin. 2017. T. 19. № 2. C. 177-182.

175. Mindubaeva F.A., Shukurov F.A., Salikhova Y.Y, Niyazova Y.I., Ramazanov Asror Kh. Jon mecanismo de alterações funcionais no organismo de adolescentes em diferentes níveis de atividade locomotora //Georgian Medical News. 2015. T. 2. № 239. C. 75.

176. Shukurov F.A., Dorokhov E.V., Yakovlev V.N., Bulgakova Ya.V., Karpova A.V., Semiletova V.A. Normal physiology. Curso de curta duração para estudantes de língua inglesa Dushanbe, 2015

177. Kudielka B.M., Hellhammer D.H., Wüst S. Porque é que respondemos de forma tão diferente? Revisão dos factores determinantes das respostas do cortisol salivar humano ao desafio. //Psychoneuroendocrinology. 2009, Jan., 34(1), 2-18.

178. Lasikiewicz N., Hendricks H., Talbot D., Dye L. Exploration of basal diurnal salivary cortisol profiles in middle-aged adults: associations with sleep quality and metabolic parameters. //Psychoneuroendocrinology. 2008, Fev., 33(2), 143-151.

179. Levine A., Zagoory-Sharon O., Feldman R., Lewis J.G., Weller A. Measuring cortisol in human psychobiological studies. //Physiol. Behav. 2007, 30 de janeiro, 90(1), 43-53.

180. Minasian S.M., Gevorkian E.S., Daian A.V., Grigorian G.G., Grigorian G.S. [Influência do stress mental e emocional nos níveis de electrólitos na saliva de alunos do ensino secundário] //Gig. Sanit. 2004, Jul-Ago, (4), 46-48.

181. Minetto M.A., Lanfranco F., Tibaudi A., Baldi M., Termine A., Ghigo E.. Changes in awakening cortisol response and midnight salivary cortisol are sensitive markers of strenuous training-induced fatigue. //J. Endocrinol. Invest. 2008, Jan., 31(1), 16-24.

182. Pico-Alfonso M.A., Mastorci F., Ceresini G., Ceda G.P., Manghi M., Pino O., Troisi A., Sgoifo A.. Desafio psicossocial agudo e resposta autonómica cardíaca em mulheres: o papel dos estrogénios, corticosteróides e estilos comportamentais de enfrentamento. //Psychoneuroendocrinology. 2007, Jun., 32(5), 451-463.

183. Sgoifo A., Braglia F., Costoli T., Musso E., Meerlo P.,

Ceresini G., Troisi A. Cardiac autonomic reactivity and salivary cortisol in men and women exposed to social stressors: relationship with individual ethological profile. //Neurosci. Biobehav. Rev. 2003, Jan-Mar., 27(1-2), 179-188.

184. Stansbury K., Harris M.L.. Individual differences in stress reactions during a peer entry episode: effects of age, temperament, approach behaviour, and self-perceived peer competence. //J. Exp. Child. Psychol. 2000, maio, 76(1), 50-63.

185. Sudhaus S., Fricke B., Stachon A., Schneider S., Klein H., von Düring M., Hasenbring M. Cortisol salivar e mecanismos psicológicos em pacientes com dor lombar aguda versus crónica. //Psychoneuroendocrinology. 2009, maio, 34(4), 513-522.

186. Sumi D., Hayashi T., Thakur N. et al. Um inibidor da HMG-CoA redutase possui um potente efeito anti-aterosclerótico para além dos efeitos de redução dos lípidos séricos - a relevância da ação da óxido nítrico sintase endotelial e da cavitação do anião superóxido. //Atherosclerosis, 2001, Vol. 155, 347-357.

187. Valentino R.J., Van Bockstaele E. Convergent regulation of locus coeruleus activity as an adaptive response to stress. //Eur. J. Pharmacol. 2008, 7 de abril, 583(2-3), 194-203.

188. Wirtz P.H., Siegrist J., Rimmele U., Ehlert U. Um maior empenhamento no trabalho está associado a uma menor secreção de epinefrina antes e depois do stress psicossocial agudo nos homens //Psychoneuroendocrinology. 2008, Jan., 33(1), 92-99.

189. Wood P. Salivary steroid assays - research or routine? //Ann. Clin. Biochem. 2009, maio, 46(Pt 3), 183-196.

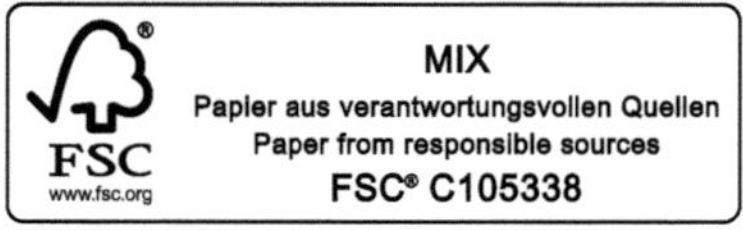

Printed by Books on Demand GmbH, Norderstedt / Germany

Sahvish Lateef
Manmeet Gulati
Manmohit Singh

Laminados e folheados

Correcções estéticas previsíveis e duradouras para dentes anteriores

ScienciaScripts

Imprint

Any brand names and product names mentioned in this book are subject to trademark, brand or patent protection and are trademarks or registered trademarks of their respective holders. The use of brand names, product names, common names, trade names, product descriptions etc. even without a particular marking in this work is in no way to be construed to mean that such names may be regarded as unrestricted in respect of trademark and brand protection legislation and could thus be used by anyone.

Cover image: www.ingimage.com

This book is a translation from the original published under ISBN 978-620-7-99602-5.

Publisher:
Sciencia Scripts
is a trademark of
Dodo Books Indian Ocean Ltd. and OmniScriptum S.R.L publishing group

120 High Road, East Finchley, London, N2 9ED, United Kingdom
Str. Armeneasca 28/1, office 1, Chisinau MD-2012, Republic of Moldova, Europe
Printed at: see last page
ISBN: 978-620-7-96406-2

Índice

Capítulo 1: INTRODUÇÃO

(Sahvish Lateef)

A estética na nossa cultura tornou-se uma questão de preocupação necessária para o dentista. A evolução das tendências e dos tratamentos das doenças dentárias tornou necessária a diversificação dos serviços dentários. Prevê-se que a procura de serviços dentários estéticos continue a crescer, impulsionada por uma população crescente de consumidores mais conhecedores das opções de cuidados dentários estéticos.[1]

Os defeitos genéticos, como os laterais, a descoloração das superfícies faciais dos dentes anteriores ou o mau posicionamento dos dentes anteriores superiores, podem resultar numa aparência inestética. Por conseguinte, torna-se necessário que o clínico conheça os elementos e as normas básicas para a restauração estética da boca, de modo a poder proporcionar ao paciente um sorriso mais agradável. [2]

No último quarto do século XX, a medicina dentária tem vivido um período de mudança e crescimento dinâmicos. Os desenvolvimentos mais bem sucedidos na medicina dentária foram as facetas e as várias técnicas de facetas[3] , que nos proporcionaram uma abordagem conservadora para melhorar a estética de um indivíduo.

As facetas de porcelana foram introduzidas pelo **Dr. Charles Pincus** em Hollywood, na década de 1930, para melhorar a aparência de um ator para os grandes planos na indústria cinematográfica[4] . O Dr. Pincus fixou estas facetas finas temporariamente com um pó adesivo de dentadura.

No final da década de 1970, foram introduzidas as facetas laminadas diretas e indirectas. No final da década de 1970, as facetas diretas, que utilizavam resina composta fotopolimerizável para cobrir toda a superfície facial, permitiam uma grande flexibilidade tanto na modelação como no sombreamento dos dentes. No entanto, consumiam muito tempo e exigiam grandes capacidades artísticas. Para além disso, apresentavam uma fraca estabilidade de cor e resistência ao desgaste.

As facetas indirectas tentaram ultrapassar algumas destas limitações. **O Dr. Frank Faunce**[5] descreveu uma faceta de resina acrílica pré-fabricada que integrava os princípios de adesão de **Buonocore M.G.**[6] e **Bowen R.L.**[7] com uma alternativa de faceta indireta à porcelana. Embora apresentassem uma maior estabilidade de cor e resistência às manchas do que as primeiras facetas diretas de resina composta, a ligação entre a resina composta e a faceta laminada provou ser um elo fraco. As facetas indirectas apresentavam um aspeto baço e monocromático e tinham uma fraca resistência à abrasão.

Procurando uma alternativa viável às facetas acrílicas indirectas, **Simonsen R.J.** e **CalamiaJ.R.**[8] , bem como **HornH.R.**[9] reactivaram o interesse pela porcelana.

Em 1983, foram introduzidas as facetas laminadas de porcelana. A porcelana vidrada ou a cerâmica fundida ofereciam resistência à abrasão, biocompatibilidade com os tecidos gengivais, estabilidade da cor a longo prazo e estética.

Com a ascensão meteórica das facetas laminadas de porcelana coladas, é quase difícil imaginar que, antes de 1982, esta modalidade reconstrutiva não existia. Muito mudou desde essas primeiras facetas.

Capítulo 2: TERMINOLOGIAS E DEFINIÇÕES

Sahvish Lateef, Manmeet Gulati

AGENESIS: ausência, falha de formação ou desenvolvimento imperfeito de qualquer parte do corpo.(GPT9)

CRISTA ALVEOLAR: a superfície contínua mais proeminente da crista residual, não necessariamente coincidente com o centro da crista. (GPT9)

BIOCOMPATÍVEL: Capaz de existir em harmonia com o ambiente biológico circundante. (GPT9)

AGENTE DE LIGAÇÃO: Um material utilizado para promover a adesão ou coesão entre duas substâncias diferentes, ou entre um material e as estruturas naturais dos dentes. (GPT9)

CERÂMICA FUNDÍVEL: Para aplicações dentárias, um material vitrocerâmico que combina as propriedades de um material de restauração para função com a capacidade de ser fundido utilizando o processo de cera perdida. (GPT9)

CHAMFER: Desenho de linha de acabamento para a preparação de dentes em que o aspeto gengival encontra a superfície axial externa num ângulo obtuso. (GPT9)

VENEER DE LAMINATO DE RESINA COMPOSTA: Uma restauração de resina composta fina e colada que restaura as superfícies faciais, incisais e parte das superfícies proximais dos dentes que requerem uma restauração estética. (GPT9)

VENEZA DE RESINA COMPOSTA: Fabrico em laboratório de uma prótese com resina composta em camadas colada a uma estrutura. (GPT9)

DIASTEMA: um espaço entre dois dentes adjacentes na mesma arcada dentária. (GPT9)

PERFIL DE EMERGÊNCIA: O contorno de um dente ou restauração, tal como a coroa de um dente natural, implante dentário ou pilar de implante dentário, no que se refere à emergência de tecidos moles circunscritos.

(GPT9)

ESTÉTICO: Relativo ao estudo da beleza e do sentido do belo; descritivo de uma criação específica que resulta desse estudo. (GPT9)

ETCH:- Produzir uma superfície retentiva; em medicina dentária, no esmalte dos dentes, no vidro ou no metal; ação corrosiva moderna de um ácido (etchant) para criar uma superfície retentiva. (GPT9)

FACETA: Uma faceta de qualquer material de restauração utilizado num dente natural ou numa prótese como restauração para simular um dente natural. (GPT9)

LINHA DE ACABAMENTO: A junção da estrutura dentária preparada e não preparada com a margem de um material de restauração. (GPT9)

RETRACÇÃO GINGIVAL: A deflexão da gengiva marginal para longe de um dente. (GPT9)

GLAZE: Um revestimento cerâmico numa restauração de porcelana dentária depois de ter sido cozido, produzindo uma superfície não porosa, brilhante ou semi-brilhante. (GPT9)

TÉCNICA DE IMPRESSÃO: Método e forma utilizados para criar uma imagem negativa.(GPT-4)

LINHA DE ACABAMENTO DE BORDAS DE FACA: Uma junção claramente definida de estrutura dentária preparada e não preparada que não tem uma concavidade na terminação gengival. (GPT9)

RESTAURAÇÕES DE FACETAS LAMINADAS: Restauração estética conservadora de dentes anteriores para disfarçar a descoloração, restaurar dentes malformados, fechar diastemas e corrigir o alinhamento dentário menor. - Mosby's dental dictionary Laminate Veneers. (GPT9)

TÉCNICA DE FUNDIÇÃO DE CERA PERDIDA: Fundição de ligas metálicas ou cerâmicas num molde produzido pelo envolvimento (revestimento) de um padrão (cera) descartável com uma pasta refractária que endurece à temperatura ambiente, após o que o padrão é removido através da utilização de calor. (GPT9)

LÂMINA DE PLATINA: Folha de metal precioso com um elevado ponto de fusão que a torna adequada como matriz para vários procedimentos de soldadura, bem como para fornecer uma forma interna para restaurações de porcelana durante o seu fabrico. (GPT9)

PORCELAIN VENEER: Porcelana em camadas que é colada a uma estrutura. (GPT9)

VENEER DE LAMINATO DE PORCELANATO: Uma restauração de cerâmica fina e colada que restaura as superfícies facial, incisal e parte das superfícies proximais de dentes que requerem uma restauração estética. (GPT9)

MARGEM SUBGINGIVAL: A margem da restauração que está localizada apicalmente à crista da margem gengival livre. (GPT9)

TRANSLUCÊNCIA: Com o aspeto entre a opacidade total e a transparência total, parcialmente opaco. (GPT9)

VENEER: Uma folha fina de material normalmente utilizada como acabamento. (GPT9)

Capítulo 3: REVISÃO DA LITERATURA

Manmeet Gulati, Manmohit Singh, Pratik Gupta

Para muitas pessoas, as facetas dentárias podem parecer uma invenção relativamente moderna. Mas não é. Os dentistas têm vindo a utilizar estes dispositivos protéticos desde a **década de 1920**. O dentista californiano Charles Pincus desenvolveu as facetas dentárias em **1928** para mudar temporariamente o sorriso de um ator para uma sessão de cinema. O Dr. Pincus fixou um material acrílico às superfícies frontais dos dentes e manteve-as temporariamente no lugar utilizando um adesivo especial. Na altura, as facetas dentárias só ficavam no lugar durante cerca de uma ou duas horas. Quando os actores e actrizes terminaram de filmar as suas cenas, as facetas foram removidas. O Dr. Pincus ofereceu tratamento dentário cosmético à elite de Hollywood, uma vez que muitos actores e actrizes procuravam sorrisos mais brancos e brilhantes para as câmaras.

Em **1928, o Dr. Charles Pincus** desenvolveu uma técnica para melhorar os sorrisos das celebridades de Hollywood, que constituíam a maioria dos seus pacientes. As facetas originais eram feitas de um material acrílico, que ele fixava na parte da frente dos dentes.

Na altura, os dentistas ainda não tinham desenvolvido um meio de ligação suficientemente forte para manter as facetas no lugar durante mais do que algumas horas. Mais tarde, a elite de Hollywood começou a utilizar facetas dentárias acrílicas de maior duração. No entanto, estas danificavam-se facilmente e tinham de ser substituídas com frequência.

A progressão das facetas dentárias foi lenta. Mas devido à utilização generalizada da estética dentária pela elite de Hollywood, as próteses tiveram uma receção positiva. Mais dentistas aperceberam-se de que muitos indivíduos, e não apenas actores e actrizes, poderiam beneficiar significativamente das facetas dentárias.

Os dentes falsos eram muitas vezes perceptíveis (e não estéticos), e muitos pacientes perdiam dentes devido a gengivas cariadas e outras doenças orais. Durante esta altura, as facetas dentárias eram feitas de compósitos ou porcelana. Estes materiais resultaram em próteses com um aspeto mais natural. Além disso, as facetas de porcelana eram menos susceptíveis de descolorir, manchar, fraturar, lascar e desgastar do que as facetas de acrílico. No entanto, o agente de ligação continuava a ser um problema.

As facetas ainda não eram uma opção viável para as pessoas que procuravam melhorar o seu sorriso de forma permanente. Em **1937**, o Dr. Charles Pincus fabricou facetas acrílicas que eram fixadas por adesivo de dentadura. Uma vez que a adesão era muito reduzida, ele cimentou os dispositivos temporariamente.

Só no final da **década de 1950** é que se registaram avanços notáveis nos procedimentos de facetas dentárias. O Dr. Michael Buonocore introduziu-o em **1959**. O Dr. Buonocore descobriu que a aplicação de uma solução ligeiramente ácida condicionava os dentes e criava uma superfície de ligação mais forte. Para além da colagem de porcelana, esta técnica também beneficiava os selantes e outras restaurações, incluindo sobre camadas, inlays e coroas. Este melhoramento seguiu-se a uma linha de investigação sobre a colagem de facetas dentárias de porcelana ao esmalte condicionado.

Outra grande melhoria nos procedimentos de facetas dentárias foi efectuada no início da década de 1980. R.J Simonsen e J.R Calamia combinaram técnicas e investigação de Buonocore e Pincus em **1982** para desenvolver um método de tornar a superfície de ligação suficientemente forte para fixar permanentemente a porcelana ao esmalte.

A dupla descobriu que a porcelana podia ser condicionada com ácido fluorídrico e obter uma força de ligação entre a porcelana e as resinas compostas que fixam permanentemente as facetas à superfície do dente. **Calamia** confirmou esta técnica num artigo que documenta o fabrico e a colocação de facetas gravadas utilizando um modelo refratário. Além disso, detalhou a fiabilidade a longo prazo da sua técnica.

Os procedimentos modernos de dentisteria cosmética combinam a investigação e as descobertas de Calamia, Simonsen, Buonocore e Pincus. Uma vez que o processo de gravação foi modernizado, o procedimento dentário tornou-se mais acessível e prontamente disponível para muitas pessoas em todo o mundo. Estas próteses já não são apenas para os famosos e ricos.

Atualmente, as facetas dentárias estão tão avançadas que é muito difícil dizer que são artificiais. As facetas ultra-finas misturam-se bem com o seu esmalte e podem ser construídas para combinar com a cor natural dos seus dentes. Os agentes de ligação e o cimento foram significativamente melhorados.

A adesão às superfícies de dentina melhorou drasticamente e a aplicação de silanos aumentou a retenção destas próteses dentárias. A tecnologia cerâmica também progrediu. As propriedades físicas da porcelana melhoraram. As facetas dentárias actuais são mais finas, mais fortes e mais duráveis.

Capítulo 4: CONSIDERAÇÕES

Sahvish Lateef,Pratik Gupta, Geetanjali Mago

INDICAÇÕES DE FACETAS

As facetas são principalmente indicadas para a correção de problemas estéticos dos dentes anteriores. Os problemas estéticos podem ser divididos em defeitos morfológicos ou defeitos de cor.[15]

As causas dos problemas morfológicos incluem:

1. **Defeitos genéticos (Fig. 3.1):** Peg Laterals: É uma das condições mais comuns de microdontia localizada. Os lados mesial e distal convergem ou afunilam incisalmente, formando uma coroa em forma de pino.[62]

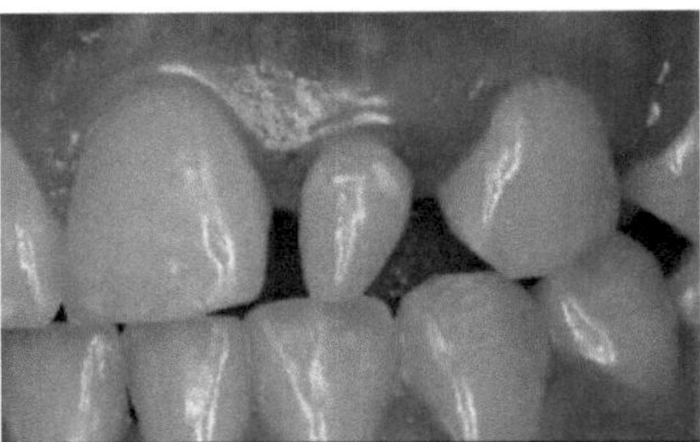

Fig.3.1

2. **Agências do incisivo lateral (Fig. 3.2):** No problema da erupção do canino adjacente ao incisivo central, quando há um incisivo lateral ausente: a faceta pode ser usada para desenvolver uma melhor forma coronal no canino, simulando assim um incisivo lateral. Estas podem ter de ser combinadas com facetas nos incisivos centrais para desenvolver uma relação mais ideal na proporção relativa dos dentes, porque o canino é invariavelmente demasiado largo quando posicionado adjacente aos incisivos centrais[62] .

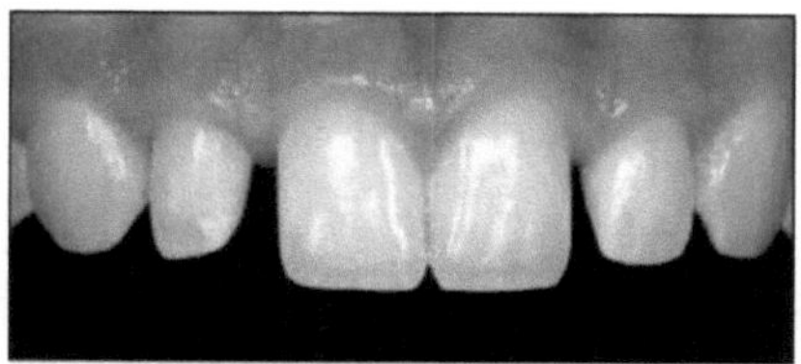

Fig. 3.2

3. **Discrepâncias de tamanho dos dentes ou diastemas (Fig. 3.3):** são frequentemente observados em doentes cujos tamanhos da mandíbula e dos dentes não coincidem. A mandíbula é demasiado grande ou os dentes são demasiado pequenos ou uma combinação dos dois. Pode haver um espaçamento anterior devido à perda precoce dos dentes posteriores e, subsequentemente, à deriva. Estas lacunas e outros espaços múltiplos inestéticos podem ser fechados com venners. 2[6]

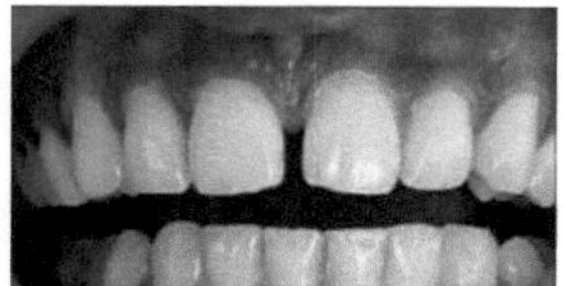

Fig.3.3

4. **Dentes mal posicionados:** Desenvolver a ilusão estética de dentes direitos onde os dentes estãc de facto rodados ou mal posicionados pode ser conseguido para pacientes que têm dentes relativamente sólidos mas não desejam submeter-se a ortodontia.[62]

5. **Envelhecimento:** O processo contínuo de envelhecimento pode resultar em alterações de cor nos dentes. Este facto é muitas vezes considerado inestético para a nossa sociedade orientada para a juventude e beleza. Estes dentes podem ser candidatos ideais para serem melhorados através de branqueamento ou, em determinadas situações, branqueamento com posterior revestimento.[62]

6. **Múltiplos dentes desgastados ou encurtados (Fig. 3.4):** Os doentes podem perder alguma parte dos seus dentes (incisivos) devido ao apertamento e ranger de dentes. As facetas são úteis nestes casos que apresentam um padrão de desgaste progressivo lento. Se restar esmalte suficiente e o aumento desejado no comprimento não for excessivo, as facetas podem ser coladas à estrutura dentária restante para alterar a forma, a cor ou a função destes dentes.[62]

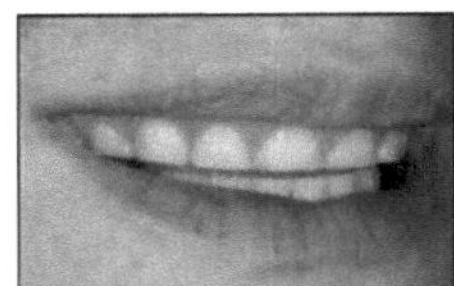

Fig.3.4

7. **Defeitos de cor**

a) **Descoloração (Fig. 3.5):** Os dentes descolorados por coloração de tetraciclina, desvitalização e fluorose, e mesmo os dentes escurecidos com a idade, podem beneficiar de facetas. Os pacientes podem ficar com sorrisos mais jovens e mais brilhantes.[62]

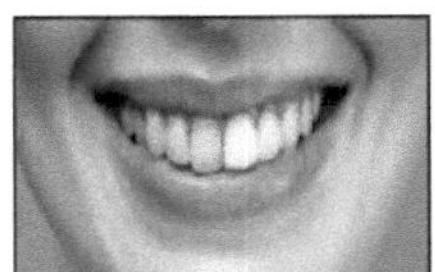

Fig.3.5

b) **Defeitos do esmalte:** Diferentes tipos de hipoplasia e malformações do esmalte podem ser disfarçados com facetas.[62]

c) **Pós-tratamento endodôntico:** Após o tratamento endodôntico, se os dentes não forem restaurados, isso pode levar à descoloração dos dentes.[62]

d) **Traumatismo:** Devido a influências externas, tais como desportos ou lutas, ou forças intra-orais, tais como bruxismo, trituração e cerramentc, podem causar lascamento da estrutura dentária, ou seja, fratura de Ellis Classe 1 e Classe 2.[62]

e) Para além dos casos acima mencionados, são também indicados em casos de:

8. **Facetas acrílicas desgastadas (Fig. 3.6):** Há muitos pacientes que realizaram facetas de plástico coladas aos seus dentes. Infelizmente, os laminados de plástico pré-formados têm um tempo de vida estético relativamente curto na boca. Por isso, quando o efeito estético se perde, têm de ser substituídos por facetas que têm um tempo de vida estético mais longo.[62]

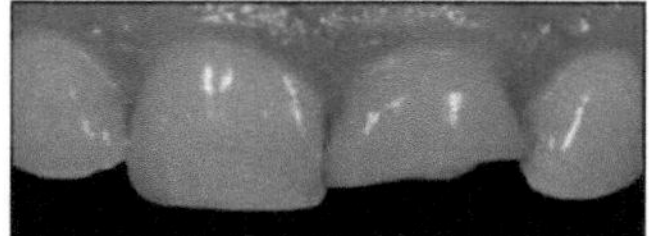

Fig. 3.6

9. **Colagem a pontes existentes:** A fusão de silano permite-nos colar facetas a pontes de porcelana fundida a metal e a pontes de facetas acrílicas. Assim, os laminados de porcelana podem ser utilizados para substituir as faces desgastadas ou lascadas das pontes existentes.[62]

CONTRA-INDICAÇÕES DAS FACETAS

1. **Estrutura dentária coronal insuficiente (Fig. 3.7):** Dentes com estrutura dentária coronal insuficiente (resta menos de metade da estrutura dentária coronal): Deve haver esmalte suficiente à volta de

toda a periferia do laminado, não só para a adesão mas também para selar a faceta à superfície do dente. Além disso, deve haver esmalte suficiente disponível para a colagem, porque a colagem à dentina é geralmente muito menos retentiva do que ao esmalte. Se o dente ou os dentes forem compostos predominantemente por dentina e cemento, a coroa pode muito bem ser o tratamento de eleição[62]

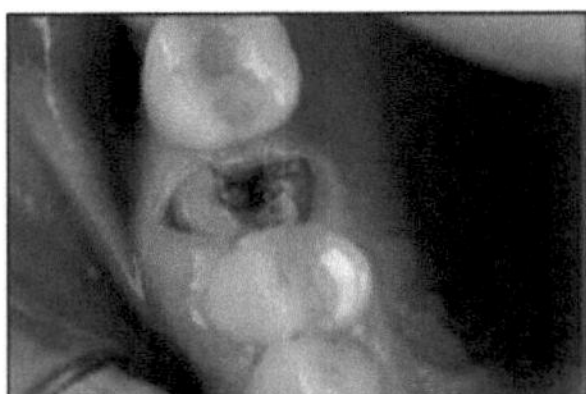

Fig. 3.7

2. **Em caso de espaçamento interdentário excessivo:** Este tipo de situação não permite o fecho total dos espaços, mas cria outro problema estético

    i.   e.dentes de aspeto exagerado.[62]

3. **Dentes com apinhamento severo (Fig. 3.8)**

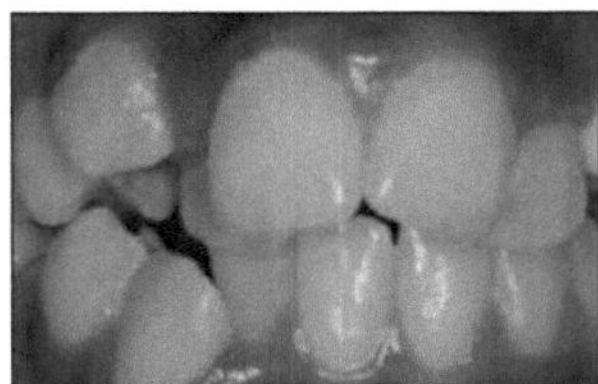

Fig. 3.8

4. **Dentes com traumatismo ou desgaste oclusal extremo**

5. **Dentes que ainda estão a erupcionar ativamente**

6. **Má higiene oral (Fig. 3.9) e**

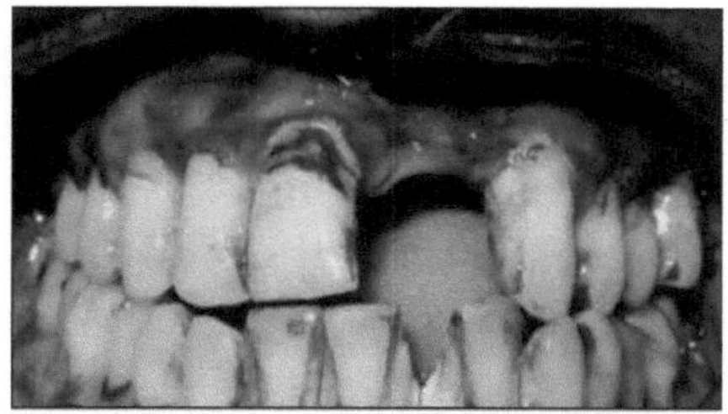

Fig. 3.9

7. Pacientes com hábitos parafuncionais (por exemplo, bruxismo)

COMPARAÇÃO DA TÉCNICA DE REVESTIMENTO DIRECTO E INDIRECTO

Nos últimos anos, foram introduzidos numerosos materiais e métodos para a correção de problemas estéticos dos dentes anteriores. Um método de restauração anterior ideal deve permitir o fabrico em cadeira, ser fácil de aplicar e ser eficaz em termos de tempo e de custos. Um material de restauração ideal deve ser resistente à mancha e à abrasão, compatível com os tecidos moles, ter uma elevada resistência à compressão e ter uma tonalidade semelhante à da vida. Atualmente, não existe um único material ou método que possa responder a estes requisitos.[15] Todas as restaurações oferecem vantagens e limitações, quer sejam diretas ou indirectas, pelo que se deve avaliar todos os factores e escolher a que tem mais probabilidades de atingir os objectivos desejados.

<u>As vantagens da técnica de revestimento direto em relação às áreas indirectas são as seguintes</u>[2]

- As facetas diretas podem ser realizadas sem qualquer tipo de preparação, o que as torna totalmente reversíveis. Em comparação com as indirectas, em que é necessária a remoção da estrutura dentária.

- Uma vez que estas restaurações são efectuadas sem uma fase laboratorial, o seu custo é inferior ao das facetas indirectas

- A técnica direta é mais conservadora em comparação com a técnica indireta.

- Não são necessários provisórios; o tratamento é concluído numa única consulta.

- Não são necessárias impressões

- Nenhum procedimento laboratorial

As desvantagens da técnica de revestimento direto são as seguintes, que não se verificam com o revestimento indireto[2]

- Os compósitos diretos têm uma menor resistência ao desgaste do que o esmalte.

- No caso do revestimento direto, existe o risco de se formarem bolhas de ar sob a superfície do revestimento. Estas bolhas, expostas pelo desgaste da superfície da resina por escovagem e/ou alimentos abrasivos, têm um compósito não polimerizado, tornando-o mais vulnerável à descoloração e degradação.

- Todos os compósitos sofrem retração por reação de polimerização. Isto pode provocar fissuras no esmalte e/ou quebrar a ligação adesiva com a dentina, introduzindo consequências desfavoráveis.

- **As vantagens da técnica de recobrimento indireto em relação à técnica de recobrimento direto são as seguintes**[15]

- A construção em laboratório de facetas de resina composta e de porcelana elimina grande parte do tempo necessário para cada restauração, em comparação com a técnica direta, que é demorada e requer mais tempo na cadeira.

- Comparando a durabilidade, embora ainda não estejam disponíveis dados a longo prazo sobre a durabilidade clínica das facetas indirectas, a durabilidade deve ser superior à das facetas diretas devido às propriedades físicas superiores de resistência e dureza. A estabilidade da cor e a biocompatibilidade inerentes às facetas de porcelana podem conferir-lhes maior longevidade do que as facetas de resina composta.

As desvantagens da técnica de estratificação indireta em relação à técnica de estratificação direta são as seguintes[15]

- As facetas indirectas tendem a ser caras.

- As facetas lascadas ou danificadas são difíceis de reparar.

- O tempo de tratamento necessário é maior.

- Não se trata de um procedimento reversível como a técnica direta.

Independentemente da técnica seguida, os melhores resultados podem ser obtidos quando o dentista combina as caraterísticas da técnica de restauração com os problemas estéticos ou estruturais presentes.

CONCEPÇÃO DE PREPARAÇÃO PARA FACETAS

A forma de contorno da preparação do dente para a faceta laminada depende em grande parte do grau de alteração de cor desejado. Esta consideração influencia particularmente a localização das linhas de acabamento interproximais e gengivais.

<u>**ARMAMENTARIUM**</u>[78]

- Equipamento dentário básico: Explorer, peça de mão de alta velocidade, peça de mão de baixa velocidade, espelho bucal, sonda periodontal

- Anestesia adequada (se necessário)

- Retractor de lábios com três níveis de profundidade de corte

- Brocas de dois grãos (LVS-3, LVS-4, BrasselerUSA.)

- Broca de diamante

- Fio dentário normal não encerado

- Lápis afiado

- Embalador do cabo de retração

- Cordão de retração gengival não impregnado

- Instrumentos de retração gengival

- Disco de polimento abrasivo

<u>**BURACOS UTILIZADOS PARA A PREPARAÇÃO DO REVESTIMENTO (Fig. 3.10)**</u>

<u>*O KIT DE PREPARAÇÃO DE FACETAS CONTÉM AS SEGUINTES BROCAS:*</u>

- Marcador de profundidade 0,5 mm 834/021 grosso

- Marcador de profundidade 0,3 mm 834/016 grosso

- Cone de extremidade redonda 856/025coarse

- Cone longo de extremidade redonda 856L/021 extra grosseiro

- Cone longo de extremidade redonda856L-9/014 grosso

- Futebol 379/023 coima extra

- Flame 852/016 extrafino

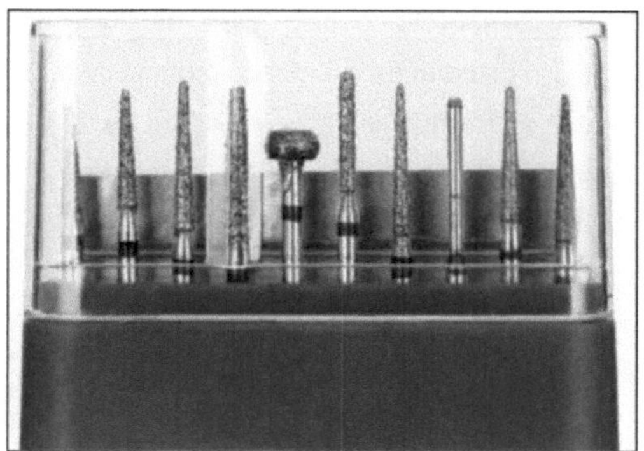

Fig. 3.10

PREPARAÇÃO DO ESMALTE

Colocação de cortes de profundidade:

Antes de proceder à colocação cos cortes de profundidade, pintar o dente ajudará a orientar a colocação dos cortes de profundidade (Fig. 3.11).

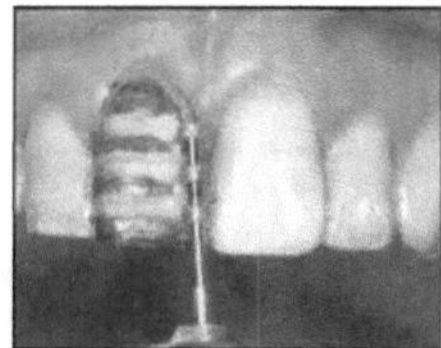

Fig. 3.11

O diamante de corte profundo está disponível em dois tamanhos, um dos quais será adequado para o dente a ser preparado.

O disco de corte em profundidade de 0,3 mm é utilizado primeiro para efetuar um corte horizontal uniforme em profundidade desde o ângulo da linha mesioproximal até ao ângulo da linha distoproximal. O corte horizontal deve ser colocado no terço cervical do dente e, de preferência, a pelo menos 3 mm da junção cemento-esmalte. O disco de corte de 0,3 mm de profundidade é agora substituído pelo disco de corte de 0,5 mm de profundidade. O disco de corte de 0,5 mm de profundidade é utilizado para efetuar dois cortes de profundidade adicionais, um na região médio-facial e o outro no terço incisal da superfície facial, a cerca de 3 mm do bordo incisal.[71] (Fig. 3.12)

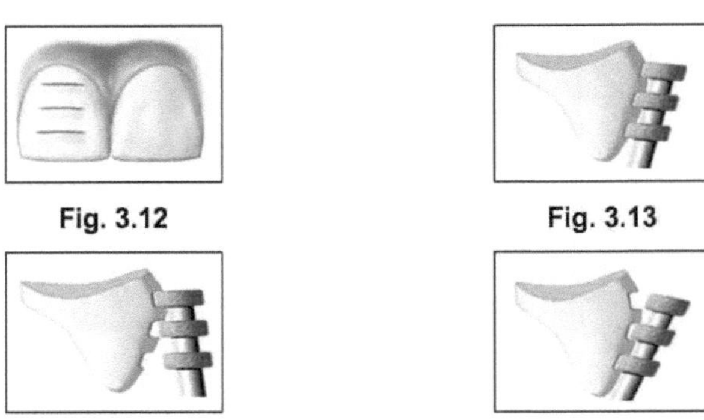

Fig. 3.12   **Fig. 3.13**

Fig. 3.14   **Fig. 3.15**

Quando a broca de corte de profundidade é mantida tangencialmente, apenas a secção média da broca penetra em toda a sua profundidade. (Fig. 3.13) A broca é angulada uma segunda vez, para completar o corte de profundidade gengival. (Fig. 3.14) A broca é angulada uma terceira vez, para completar o corte de profundidade incisal. Os três cortes de profundidade devem ser igualmente profundos (Fig. 3.15).

Preparação proximal:(Fig 3.16 & 3.17) Antes da preparação facial e da criação da margem gengival, a preparação para as superfícies proximais deve ser cuidadosamente planeada. O objetivo deve ser colocar as margens para além da área visível e preservar a área de contacto. A estética deve ser cuidadosamente considerada ao colocar a "linha de paragem" proximal, desde que os dentes estejam livres de restaurações proximais. É muito importante ir para além da área visível que pode ser vista de frente ou de lado, especialmente quando a cor do dente é muito diferente da cor das facetas laminadas. Destruir as áreas de contacto para criar as margens é desnecessário, mas, em alguns casos, a margem de preparação pode ser estendida ainda mais na direção lingual. A margem pode ser recuada ainda mais na direção lingual se a área de contacto natural já tiver sido perdida devido a um diastema, restaurando um ângulo quebrado ou para englobar um composito proximal.

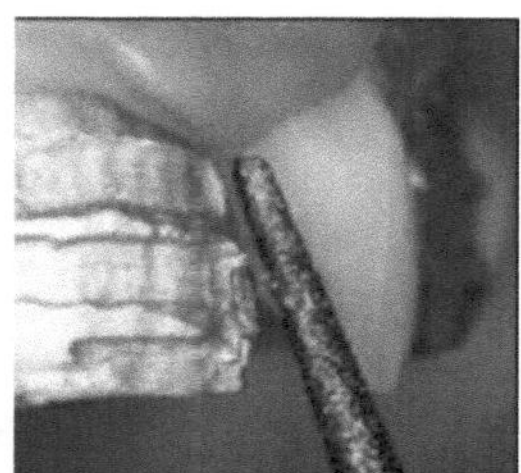

Fig. 3.16

Preparação de Gingivoproximal:

Para estabelecer a margem do revestimento, utilizando uma broca de diamante de grão longo, cónico, médio ou fino, prepare um chanfro definido uniformemente 0,5 mm supragengival a partir da margem gengival. De seguida, prepare a margem do chanfro até à ponta da papila mesial. Continue a linha de acabamento da chanfradura definitiva desde a papila distal até ao início da zona de contacto, suficientemente longe para lingual, para esconder a margem da faceta quando vista do lado do dente.

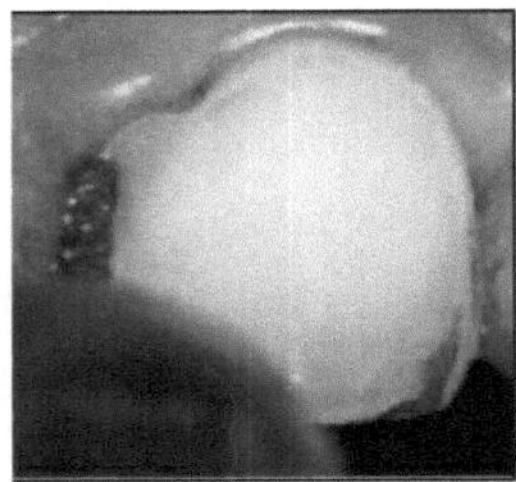

Fig. 3.17

Sem romper o contacto com o dente, levar a chanfradura definitiva incisalmente para a incisura incisal, cortando apenas labialmente (0,2 mm) toda a zona de contacto. A mesma chanfradura definitiva é colocada desde a papila mesial até ao bordo incisal. Esta preparação é conhecida como "preparação do cotovelo".

O objetivo de estabelecer toda a margem de chanfradura definida gengivoproximal antes de iniciar a remoção do corte de profundidade facial é evitar uma preparação excessiva.

A broca diamantada no. 850-014 do Nixon Porcelain Veneer Kit II (Brasseler) é recomendada para a preparação gengivo-proximal para a maioria dos dentes. A broca diamantada no. 850-016 do Nixon Porcelain Veneer Kit II (Brasseler) é usada ocasionalmente para dentes maiores na preparação proximal.[71]

Configuração da linha de chegada:

Uma linha de chegada em forma de pena ou de faca é a preparação mais conservadora, mas é extremamente complexa devido a:

1. A dificuldade em fabricar a porcelana com o grau de espessura necessário de forma exacta e, invariavelmente, há um mau ajuste ou selamento marginal.

2. O invariável aumento da espessura subgengival e o consequente potencial para problemas gengivais.

3. Problemas laboratoriais na delimitação do fim exato da linha de preparação.

Parece que a forma mais desejada de linha de acabamento é um chanfro criado pelo diamante de dois grãos LVS ou um de forma semelhante. Esta preparação de chanfro modificada é de profundidade nominal (+0,25mm) perto da junção cemento-esmalte.

A preparação de um chanfro nesta área cervical ajuda a selar a restauração, removendo o esmalte superficial resistente aos ácidos e expondo o esmalte subsuperficial, que é mais facilmente gravado. O chanfro modificado, desenvolvido pelo diamante de dois grãos, parece ser a preparação de eleição.

<u>Vantagens da linha de acabamento com chanfro:</u>

1. Uma maior quantidade de porcelana na margem aumenta a resistência sem contorno excessivo.

2. Preparação correta do esmalte, expondo as hastes de esmalte corretamente alinhadas para aumentar a força de ligação na margem cervical.

3. Uma linha de acabamento bem definida sem um potencial demasiado grande de retração da sinterização da porcelana, aumenta a precisão do ajuste

4. Um batente definitivo para ajudar a assentar o laminado na posição correta no dente.

5. Uma restauração de ajuste exato com uma boa vedação marginal devido à utilização do diamante de grão fino na ponta da broca de dois grãos.

Exposição da dentina:

A dentina pode ser exposta durante a preparação do dente, quando se trata de um dente colocado labialmente que precisa de ser trazido de volta a um alinhamento harmonioso com o resto da arcada. Um dente rodado coloca problemas semelhantes, tal como a situação clínica em que houve recessão gengival quando a preparação se estende apicalmente para além da junção cemento-esmalte sobre o cemento ou dentina expostos.

Cherukara P. George, M Clin Dent, Graham R. Davis et al)[47] efectuou um estudo piloto para avaliar a eficácia de 3 técnicas clínicas, nomeadamente, covinha, sulco de profundidade e mão livre, na produção de uma preparação intra-esmalte. A relação entre o excesso de preparação para além da profundidade de preparação comummente aceite de 0,5 mm e a exposição da dentina também foi examinada. Dentro das limitações do estudo, as 3 técnicas diferentes testadas não diferiram significativamente na conservação do esmalte. A exposição da dentina ocorreu mesmo com a utilização de técnicas limitadoras de profundidade após a preparação dos dentes para facetas de porcelana, especialmente no terço cervical. A profundidade de preparação na gama de 0,4 a 0,6 mm foi largamente vista como sendo intra-esmalte, exceto na região cervical.

Se a área dentinária exposta estiver rodeada de esmalte para proporcionar um selamento marginal periférico, pode ser tratada com um agente de ligação à dentina. Este pode ser um agente de ligação dentinária convencional ou um dos sistemas mais recentes, como os oxalatos de alumínio ou os glutaraldeídos.

Se a exposição da dentina ocorrer na periferia, como na região cervical, é aconselhável preparar um pouco mais profundamente nesta área para que uma camada de ionómero de vidro possa ser utilizada como base. Esta base de ionómero de vidro irá aderir à dentina e selá-la.

Toda a dentina deve ser protegida dos efeitos dos agentes de condicionamento do esmalte (ácido ortofosfórico 30% a 38%). Durante os procedimentos de condicionamento do esmalte, utilize uma forma de gel do ácido e confine-o apenas ao esmalte. Em caso de dúvida, cubra a dentina com uma película de agente de ligação à dentina para a selar antes do condicionamento ácido.[70]

Preparação Incisal:

O fabrico de uma faceta de porcelana com lapidação do bordo incisal torna a colocação da restauração muito mais fácil, em virtude de ter uma paragem definitiva durante o assentamento. O bordo incisal dá ao clínico uma relação específica a partir da qual pode avaliar se a restauração está corretamente posicionada.

A preparação deve ser um achatamento definitivo do bordo incisal para criar uma maior largura de esmalte e uma potencial superfície de ligação para o laminado. No entanto, os ângulos de linha acentuados criados nas superfícies vestibular e lingual devem ser arredondados, o que irá novamente aumentar a área de superfície do esmalte e evitar a propagação de microfissuras na porcelana.

A redução deve ser de pelo menos 1mm se for desejado restaurar o comprimento original. Se a borda incisal não for incluída, ainda é útil aumentar a quantidade de redução horizontal do dente na periferia do preparo, nas áreas interproximais e na borda incisal.

De um modo geral, nunca terminar o bordo incisal onde os movimentos excursivos da mandíbula causarão tensões de cisalhamento na junção do laminado de porcelana e do dente. Isto potencia a fratura da porcelana, a descolagem e a exposição contínua da resina composta nesta área crucial.

É essencial permitir um volume de porcelana suficiente na conceção do preparo para resistir a falhas funcionais devido à propagação de fissuras na porcelana. Esta varia entre 0,75 e 1,5 mm, dependendo da gravidade da carga oclusal, sendo 1,0 mm a espessura incisal média de porcelana geralmente aceite.[71]

Obtém-se uma forma de resistência adequada reduzindo a mesa incisal 30 a 40 graus da perpendicular em direção à lingual.

A conceção da preparação incisal é algo controversa. **Gilmour e Stone**[68] classificaram a preparação deste sítio em quatro tipos. São eles:

- Preparação da janela (Fig. 3.18a)

- Preparação das penas (Fig. 3.19b)

- Preparação do bisel (Fig. 3.20c)

- Preparação para lapidação incisal (Fig. 3.21d)

Recomenda-se uma preparação em "janela" para a maioria das facetas de compósito diretas e indirectas. Este desenho de preparação intra-esmalte preserva as superfícies funcionais linguais e incisais dos dentes anteriores maxilares, protegendo as facetas de um stress oclusal significativo. Um desenho de preparação em "janela" também é recomendado para facetas de porcelana fabricadas indiretamente se o paciente apresentar uma função oclusal significativa, como evidenciado pelas facetas de desgaste nas superfícies linguais e incisais. Ao utilizar uma preparação em "janela", as superfícies funcionais são melhor preservadas em esmalte. Este desenho reduz o potencial de desgaste acelerado do dente oposto que poderia resultar se o trajeto funcional envolvesse porcelana nas superfícies lingual e incisal, como acontece com um desenho de lapidação incisal.

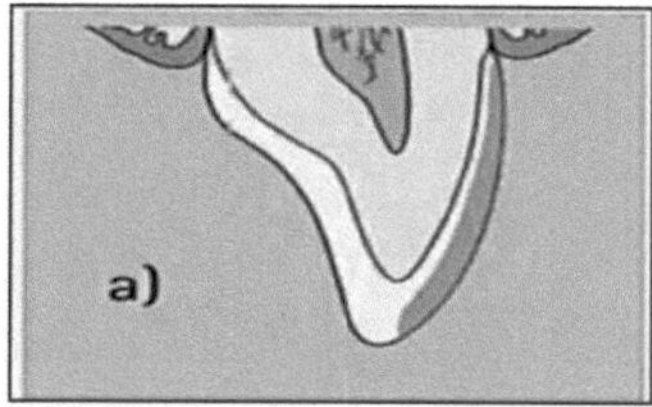

Fig. 3.18a

Um preparo Feather é aquele em que a faceta é levada até à altura do bordo incisal do dente, mas o bordo não é reduzido. Isto tem a vantagem de, mais uma vez, se manter a orientação sobre o dente natural, mas a faceta é suscetível de ser frágil no bordo incisal e pode ser sujeita a forças de descolamento/descolamento durante a orientação protrusiva.

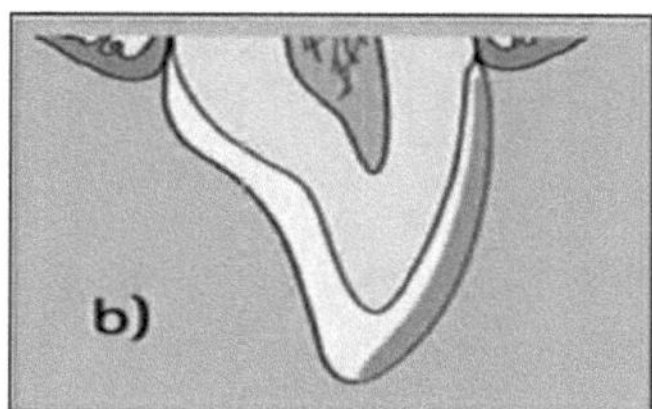

Fig. 3.19b

Um preparo em bisel é aquele em que um bisel buco-palatino é preparado em toda a largura do preparo e há alguma redução do comprimento incisal do dente. Isto dá mais controlo sobre a estética incisal e um assento positivo durante a prova e a cimentação da faceta. A margem não está numa posição que será sujeita a forças de cisalhamento diretas, exceto em protrusão.

No entanto, este estilo de preparação envolve uma redução mais extensa do tecido dentário.

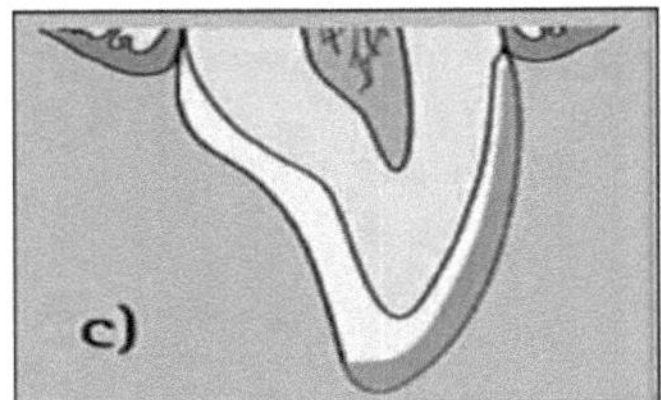

Fig. 3.20c

Uma preparação de lapidação incisal é indicada quando o dente que está a ser revestido precisa de ser alongado ou quando um defeito incisal justifica a restauração. Além disso, o desenho de lapidação incisal é frequentemente utilizado com facetas de porcelana, porque não só facilita o assentamento exato da faceta após a cimentação, como também permite uma estética melhorada ao longo do bordo incisal.

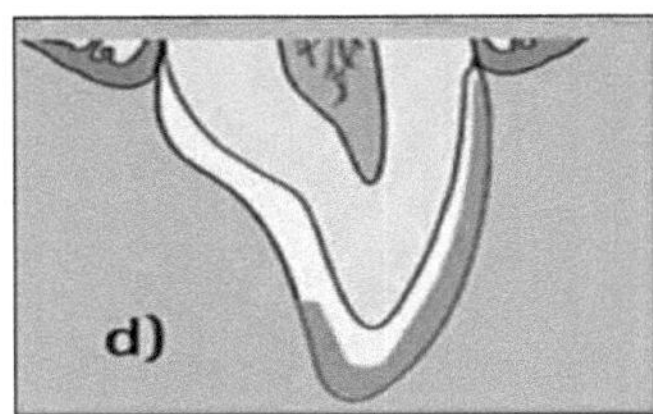

Fig. 3.21d

A preparação e restauração de um dente com uma faceta deve ser efectuada de forma a proporcionar uma função, estética, retenção, contornos fisiológicos e longevidade óptimos. Todos estes objectivos devem ser alcançados sem comprometer a resistência da estrutura dentária remanescente. Se a faceta ficar lascada, descolorida ou desgastada, pode normalmente ser reparada ou substituída.

Os dentes com manchas escuras, especialmente os descoloridos pela tetraciclina, são muito mais difíceis de revestir com facetas completas do que os dentes com defeitos generalizados mas com coloração normal. A dificuldade é ainda maior quando as áreas cervicais estão muito descoloridas. Normalmente, apenas os seis dentes anteriores maxilares necessitam de correção, uma vez que são os mais visíveis quando uma pessoa sorri ou fala. No entanto, os primeiros pré-molares superiores também são incluídos se também forem visíveis ao sorrir.

Os dentes anteriores mandibulares descoloridos raramente são indicados para facetas, porque as porções facio-incisais são finas e normalmente sujeitas a forças de mordida e atrito. Por conseguinte, o revestimento dos dentes inferiores é desencorajado se os dentes estiverem em contacto oclusal normal, porque é extremamente difícil conseguir uma redução adequada do esmalte para compensar totalmente a espessura do material de revestimento. Além disso, se forem colocadas facetas de porcelana, estas podem acelerar o desgaste dos dentes maxilares opostos devido à natureza abrasiva da porcelana. Felizmente, o lábio inferior esconde normalmente estes dentes e a estética não é um problema tão grande. A maioria dos pacientes fica satisfeita com a abordagem conservadora de facetar apenas os dentes anteriores maxilares.[63]

ÍNDICE DE SILICONE (Fig3.22)

A utilização de um índice de silicone é uma forma controlada de preparar a parte restante deste lado e pode frequentemente determinar uma redução de tecido suficiente durante a preparação do dente. Este pode ser preparado pelo técnico dentário a partir do modelo inicial em cera. Quando visto a partir das profundidades de preparação incisal, o corte do índice de silicone em lâminas horizontais pode seguir diferentes níveis verticais da superfície facial. O 1/3 médio ou gengival pode ser visualizado quando as lâminas são movidas depois de o 1/3 incisal ter sido verificado. A profundidade homogénea desejada pode ser completada desta forma precisa.[78]

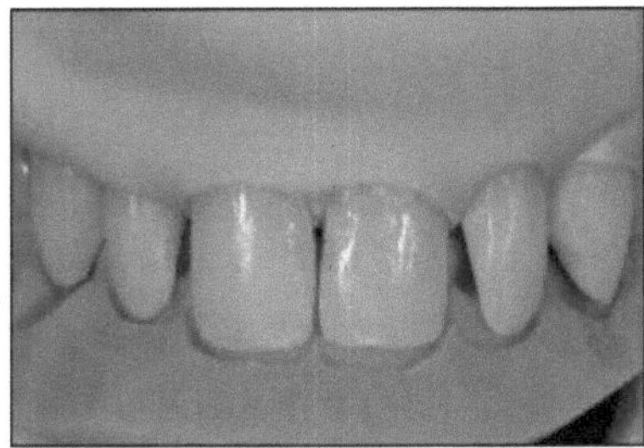

Fig. 3.22

PREPARAÇÃO DE FACETAS NUM INCISIVO MANDIBULAR

Deve haver pelo menos 1,5 a 2,0 mm de faceta incisal na restauração definitiva, e a margem gengival é pelo menos 1,0 mm incisal à crista gengival.

PREPARAÇÃO DOS DENTES PARA O FECHO DE DIASTEMAS

A preparação da zona gengivoproximal é muito importante nos casos de encerramento de diastemas. Deve ser preparada subgengivalmente para permitir que o técnico siga o perfil de emergência e para que a porcelana seja suavemente sobreposta. Isto irá influenciar o recontorno do tecido mole em direção à incisal, de modo a produzir uma papila triangular (Fig. 3.23).

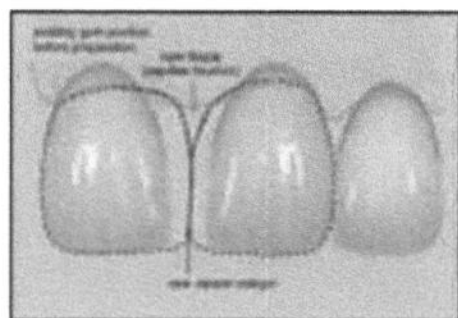

Fig. 3.23

O preparo supragengival na cervical deve tornar-se subgengival mais próximo da área do diastema. Deve ser mantida uma distância de 2,5 mm na face e de 4,5 mm na interproximal entre a margem do preparo subgengival e a crista alveolar. (Fig. 3.24)

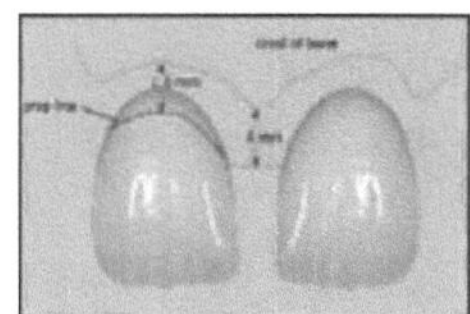

Fig. 3.24

Para conseguir uma área de contacto interproximal natural, a preparação deve ser estendida palatinamente sob a forma de uma borda de pena, que pode ser facilmente preparada com a broca de diamante para fissuras. Deve-se ter cuidado para não criar cortes inferiores ao fazê-lo.[78]

preparação dos dentes para as manchas de tetraciclina (fig. 3.25)

Existem três preocupações principais durante a preparação do dente para uma faceta laminada de porcelana, particularmente num caso de tetraciclina.

1. Profundidade de preparação

2. Colocação da margem cervical

3. Extensão das linhas de acabamento gingivo proximal e interproximal.

PROFUNDIDADE DE PREPARAÇÃO:

Ao contrário de uma preparação de faceta superficial, em que o próprio dente apresenta quase a mesma cor que a faceta laminada de porcelana acabada, aprofundar a preparação é uma forma de melhorar a correspondência de cor final em dentes com descoloração escura. Se o dente não for preparado com profundidade suficiente, o aumento da espessura da porcelana melhorará a correspondência da cor, mas resultará num contorno excessivo.

As profundidades faciais podem atingir 0,9 mm, dependendo da gravidade da descoloração.

O chanfro na margem cervical pode ser tão profundo como 0,4-0,5 mm.

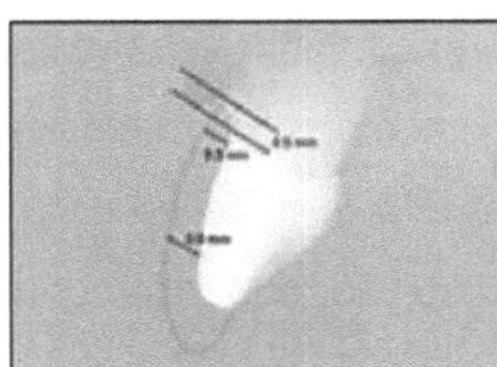

Fig. 3.26

No entanto, não se deve esquecer que a descoloração da tetraciclina se deposita na dentina, o que significa que quanto mais profundo for o dente preparado, mais escuro se torna em comparação com a cor original do dente, devido à remoção de uma quantidade significativa do esmalte que o mascara. Um olho experiente é capaz de detetar esta mudança de cor à medida que a preparação se aprofunda. Ocasionalmente, alguns pontos parecem mais escuros do que o resto da superfície do dente. Para cobrir a parte manchada excessivamente escura dos dentes, o dentista pode utilizar um compósito de cores opacas logo após a fase de preparação, antes de efetuar a impressão. Isto irá proporcionar uma distribuição suave da cor na superfície facial.[76]

COLOCAÇÃO DE MARGEM CERVICAL:

As margens cervicais são mantidas subgengivais na maioria dos casos relativos à região anterior, devido à necessidade de mascarar os efeitos desagradáveis da descoloração da tetraciclina. As margens do preparo terminam na crista gengival, ou ligeiramente abaixo dela, e não devem ser estendidas profundamente no sulco gengival. A margem cervical é colocada dentro do sulco a cerca de 0,5 mm. 8[7]

PREPARAÇÃO INTERPROXIMAL:

Se a área de contacto for visível durante a função nos casos que apresentam grandes alterações de cor do dente, será necessária a extensão da linha de acabamento interproximal até à profundidade aproximada de metade da dimensão labiolingual da área de contacto. Se a superfície facial do dente for demasiado convexa, então a extensão da margem interproximal a meio caminho entre a vestibular e a lingual será suficiente. Esta convexidade bloqueará a restante estrutura dentária não preparada quando vista de um ângulo. No entanto, se a superfície for plana, então o ângulo interproximal deve ser alargado em direção ao palato para evitar o aspeto inestético da porção de dente não preparado. A área gengivoproximal deve ser preparada subgengivalmente na forma de um cotovelo ou de um dogleg, não só para evitar a ligação visível da margem, mas também para evitar a reflexão escura da cor do dente sobre a papila.[78]

Capítulo 5: REVESTIMENTOS DIRECTOS

Sahvish Lateef, Manmeet Gulati, Aalok Mishra

A investigação **de Buonocore** sobre a técnica de condicionamento ácido em 1955, combinada com a utilização posterior de resinas preenchidas por Bowen, proporcionou a tecnologia que permite a ligação mecânica entre o dente condicionada e as resinas preenchidas (ligação direta). Embora estes tenham sido grandes avanços na investigação dentária no início da década de 1960, esta tecnologia de ligação teve pouca utilização estética durante quase uma década. Isto deveu-se, em parte, às limitações das resinas autopolimerizáveis disponíveis, que não permitiam tempo de trabalho suficiente para o dentista recriar uma superfície labial antes de a resina composta se polimerizar quimicamente.

A introdução de resinas compostas fotopolimerizáveis no início e em meados da década de 1970 permitiu ao dentista uma maior flexibilidade. A vantagem das resinas compostas fotopolimerizáveis, como o maior tempo de trabalho e a química melhorada, em comparação com as resinas compostas autopolimerizáveis, marcou a entrada na próxima geração de materiais estéticos. As resinas compostas fotopolimerizáveis estavam a substituir as resinas compostas autopolimerizáveis no final da década de 1970 e eram preferidas para restaurações estéticas anteriores.

A colagem direta com ácido-etch provou ser vantajosa, mas a suscetibilidade a manchas, a fraca resistência ao desgaste e a falta de fluorescência natural estimularam a procura contínua de materiais melhorados.[63]

FACETAS PARCIAIS DIRECTAS

Pequenas descolorações intrínsecas localizadas ou defeitos que estão rodeados por esmalte saudável são idealmente tratados com facetas parciais diretas.

As facetas parciais podem ser restauradas numa consulta com um compósito autopolimerizável ou fotopolimerizável. Os passos preliminares incluem a limpeza, a seleção da cor e o isolamento com rolos de algodão ou dique de borracha. Normalmente, não é necessária anestesia, exceto se o defeito for muito profundo e se estender à dentina. A forma do contorno é ditada apenas pela extensãc do defeito e deve incluir toda a área descolorida. Utiliza-se um instrumento diamantado elíptico ou redondo grosseiro com um refrigerante de ar e água para preparar a cavidade, geralmente a uma profundidade de cerca de 0,5 a 0,75 mm.

Normalmente, não é necessário remover todo o esmalte descolorido na direção pulpar. No entanto, a preparação deve ser estendida perifericamente para o esmalte sadio e não afetado. Se todo o defeito ou mancha for removido, então um compósito de microenchimento é recomendado para restaurar a cavidade. Se, no entanto, permanecer uma área residual ligeiramente manchada ou uma mancha branca no esmalte, pode ser utilizado um compósito intrinsecamente menos translúcido em vez de estender a preparação até à dentina para eliminar o defeito. A maioria dos compósitos preenchidos principalmente com cargas radiopacas, como o vidro de bário, para além de serem radiopacos, são também mais opacos opticamente com qualidades intrínsecas de mascaramento. A utilização destes tipos de compósitos para a restauração de cavidades com manchas residuais ligeiras é mais eficaz e conserva a estrutura dentária. Posteriormente, é efectuada a inserção e o acabamento da restauração de compósito.[63]

FACETAS TOTAIS DIRECTAS:

PROCEDIMENTOS CLÍNICOS

<u>PREPARAÇÃO DOS DENTES</u>[2] *(Fig. 4a)*

A preparação de um dente para uma faceta direta depende do seu grau de descoloração, do posicionamento do dente, do espaçamento ou apinhamento dos dentes e da altura da linha do sorriso. No caso de dentes fracturados, a preparação também dependerá da extensão da fratura. O grau de alteração de cor (escurecimento) pode constituir a colocação mais importante dos limites da preparação.

Assim, a preparação pode ser classificada como:

1. Dentes sem alteração de cor ou que apresentem uma descoloração "discreta"; e

2. Dentes com descoloração acentuada (dentes manchados com tetraciclina)

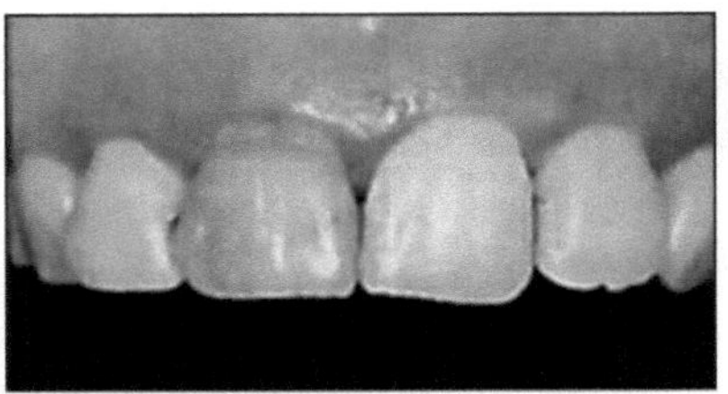
Fig. 4a Tooth with dark discoloration

No entanto, independentemente do grau de descoloração apresentado pelo dente específico, é necessário considerar os seguintes factores durante a preparação:

1. Profundidade de preparação

2. Limites de preparação:

   a) Margem proximal: Área de contacto proximal e área de subcontacto

   b) Margem incisal

   c) Margem gengival

<u>*PREPARAÇÃO DA MATRIZ:*</u>[2] *(Fig4b,c&d)*

Dependendo da relação do dente com os dentes adjacentes e da sua condição anatómica, a técnica de aplicação da faceta pode envolver a realização de uma matriz especial como primeiro passo.

Existem duas técnicas disponíveis:

1. Técnica de matriz acrílica

2. Técnica direta sem matriz.

A técnica da matriz acrílica é especialmente indicada para casos em que o(s) dente(s) envolvido(s) apresenta(m) alteração de cor sem problemas de contorno ou mau posicionamento. Caso o dente apresente alteração de forma e/ou posicionamento, a técnica da matriz não é viável. Os seguintes passos são considerados na confeção da matriz:

1. O cordão de retração é colocado.

2. A vaselina é aplicada com uma bolinha de algodão nas superfícies dentárias e nos dentes adjacentes.

3. A resina acrílica é aplicada no dente programado para a faceta, cobrindo-o nas superfícies vestibular, proximal e incisal.

4. A deposição da resina acrílica deve ser iniciada nas superfícies gengivais e proximais.

5. Depois de cobrir o dente, parte da superfície facial dos dentes adjacentes também é coberta com a resina acrílica e é polimerizada.

6. A superfície interna da matriz deve ser cuidadosamente inspeccionada para detetar bolhas de ar ou outras imperfeições.

7. As arestas vivas na região incisal-palatina e nas regiões proximais podem ser removidas com um disco de lixa.

8. A matriz é experimentada na boca. Se for adequada, é armazenada em água até ao dia em que a faceta é feita.

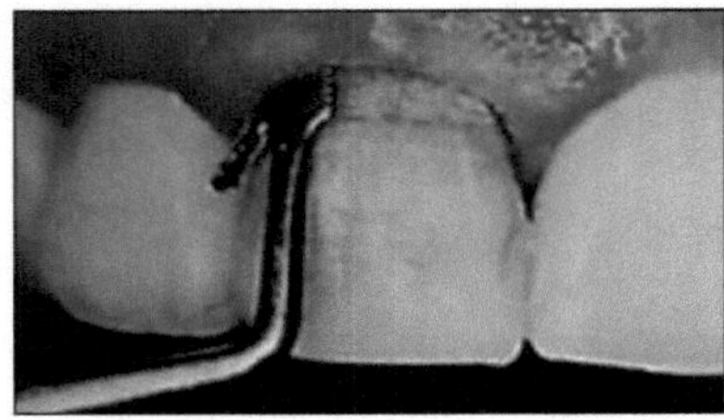

Fig. 4b Placement of a retraction cord to control gingival crevicular fluid

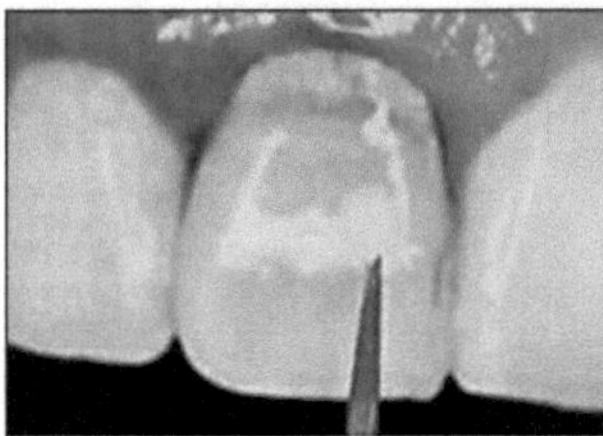

Fig. 4c Application of clear acrylic resin to the teeth

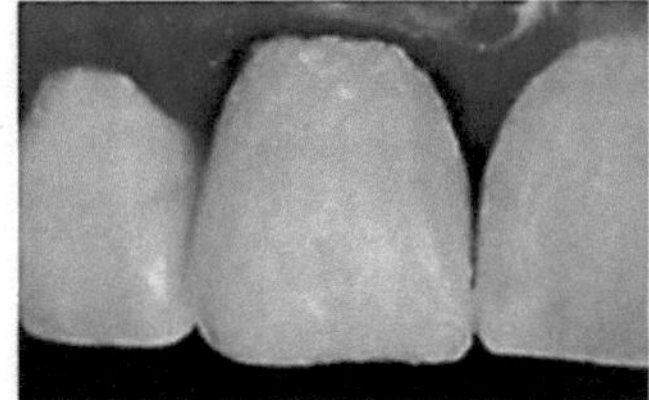

Fig. 4d Polymerized matrix

ISOLAMENTO DO CAMPO OPERATÓRIO:[2]

O isolamento para a preparação da faceta direta pode ser relativo ou absoluto. Com o isolamento relativo, é necessário ter cuidado para evitar a contaminação por humidade, particularmente na área cervical e nos casos em que a preparação tem uma margem subgengival.

Uma solução fácil e satisfatória nestes casos consiste em colocar um cordão de retração no sulco gengival. Uma alternativa ao isolamento relativo envolve uma matriz especialmente concebida para facetas.

O isolamento com dique de borracha é fácil e rápido de efetuar, mas muitos acreditam que o dique e os grampos podem interferir com a visão dos dentes como um grupo e a sua relação com o tecido gengival.

TINTAGEM ÁCIDA:[2]

Uma vez isolado o campo operatório, uma banda de matriz mylar é posicionada nos espaços interdentários do dente. O adesivo do sistema adesivo é aplicado na preparação, estendendo-se cerca de 0,1 mm para além das margens, sobre o esmalte não preparado. 15 segundos após a aplicação do ácido, é utilizado um spray de ar/água durante cerca de 30 segundos. O condicionamento ácido é efectuado de forma semelhante sobre o esmalte e a dentina. No entanto, a secagem é ligeiramente diferente. É utilizado um papel absorvente na área da dentina e ar no esmalte.

APLICAÇÃO E POLIMERIZAÇÃO DO SISTEMA ADESIVO:[2]

A aplicação do sistema adesivo deve incluir estas considerações:

1. Casos em que apenas o esmalte está envolvido - o primer é omitido.

2. Nos casos em que a dentina está envolvida, o primário é obrigatório.

O sistema adesivo é aplicado com esponjas ou pincéis descartáveis. A resina adesiva, aplicada sobre o esmalte ou sobre o esmalte e a dentina revestidos com primário, é espalhada com um jato de ar suave e polimerizada durante 20 segundos.

A UTILIZAÇÃO DE MODIFICADORES DE CORES:[2] ^ & 4f)

As opções para várias tonalidades e graus de translucidez das resinas compostas são alargadas através da utilização de vários modificadores de cor (designados por corantes),

pigmentos ou tintas). São resinas compostas de baixa viscosidade às quais foram adicionados óxidos ferrosos. Os opacos são materiais resinosos aplicados como uma película fina numa camada interna do revestimento para bloquear total ou parcialmente a passagem da luz para a restauração.

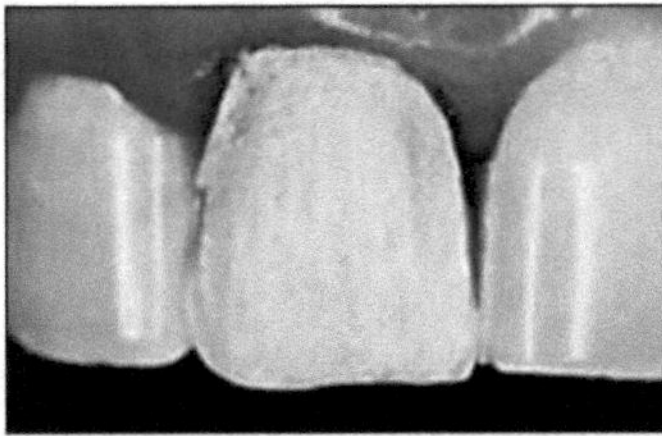

Fig. 4e Second layer of opaquer

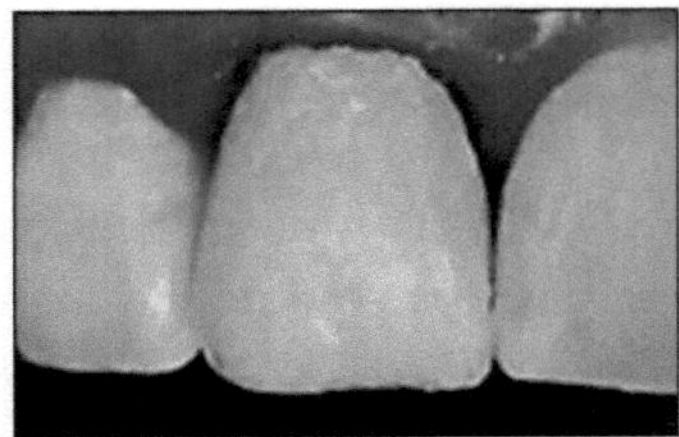

Fig. 4f Use of manufactured hybrid opaque resin to continue the opaquing

É aplicada uma camada de agente opacificante para mascarar a área descolorida. Os agentes opacificantes de resina devem ser aplicados em camadas finas (normalmente duas), sendo cada camada curada separadamente devido à dificuldade de penetração da luz através do material opaco. Isto assegurará a polimerização completa desta camada intermédia. Deve ter-se o cuidado de não deixar que o material opaco permaneça na margem da superfície cavo-superficial, porque aparecerá como uma linha opaca definida ao longo da margem da restauração final. Pode obter-se uma superfície pontilhada esfregando o opaco parcialmente curado com a ponta de um pincel. Esta textura ajudará a refletir os raios de luz em várias direcções através do revestimento e resultará numa aparência mais natural.

INSERÇÃO E POLIMERIZAÇÃO DAS RESINAS COMPOSTAS⅛)

Aplique uma tonalidade gengival de compósito com um instrumento manual, começando com material suficiente para cobrir o terço gengival do dente. O excesso de compósito não deve ficar para além da margem. A tonalidade gengival do compósito é emplumada no terço médio, alisada (uma ligeira passagem com uma escova pequena com cerdas finas é útil para alisar a superfície antes da polimerização) e polimerizada.

Em seguida, a cor da incisão é misturada no terço médio e na área incisal para obter o contorno e a cor adequados. Se a área incisal for muito translúcida, estão disponíveis na maioria dos fabricantes tonalidades translúcidas especiais de compósito, que são recomendadas para a restauração desta área.

Avaliar o contorno facial, inspeccionando-o a partir de uma vista incisal com um espelho antes de o compósito ser polimerizado.

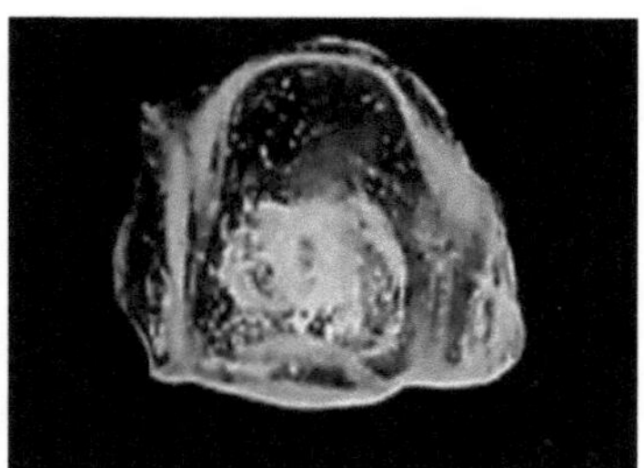

Fig. 4g Polymerized matrix

ACABAMENTO E POLIMENTO:[2] ^ & *i)*

Remova o excesso de resina e adesivo das áreas gengivais e dos encaixes proximais utilizando uma lâmina de bisturi n.º 12. Podem ser utilizadas pontas de diamante de grão fino e/ou brocas multi-lâminas para remover o excesso e obter o contorno compatível com a biologia e a estética dos tecidos.

O polimento final é efectuado com pontas abrasivas ou discos abrasivos concebidos para resina composta.

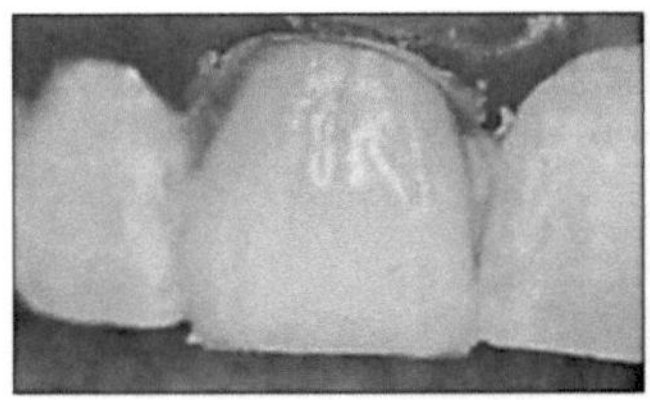

Fig. 4h Use of the matrix to
return the tooth to its original
anatomic form

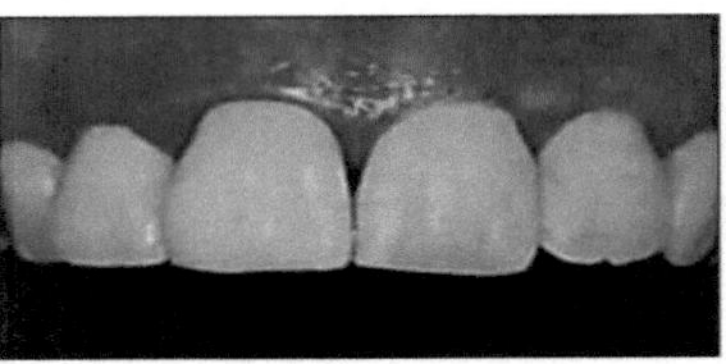

Fig. 4i Final restoration

Capítulo 6: REVESTIMENTOS INDIRECTOS

Sahvish Lateef, Manmohit Singh, Geetanjali Mago

A ideia de restaurar os dentes para fins estéticos tornou-se mais amplamente aceite pela comunicade dentária à medida que foram ficando disponíveis novas técnicas e materiais de restauração estética. **Faunce**[5] descreveu uma faceta pré-fabricada de resina acrílica de peça única como uma alternativa melhorada à colagem direta com ácido. Ao utilizar um primário químico aplicado à faceta e um compósito para colocar a faceta num dente condicionado, tanto uma ligação química como mecânica contribuíram para a fixação. Era mais resistente às manchas do que as facetas de resina composta, mas muitos laminados de resina acrílica pré-formados sofriam de delaminação na interface laminado/composto, normalmente devido à fraca ligação química. Tal como as resinas compostas, também apresentavam uma fraca resistência à abrasão.

A vantagem inerente às facetas fabricadas em laboratório é a precisão anatómica. As facetas de resina acrílica formadas em laboratório e as facetas de resina microfill formadas em laboratório oferecem uma superfície lisa, uma boa capacidade de mascaramento e muito pouco acabamento, se forem corretamente preenchidas. No entanto, os laminados de porcelana podem ultrapassar a sua estética, resistência e longevidade.

TÉCNICAS DE REVESTIMENTO INDIRECTO

Muitos dentistas consideram que a preparação, inserção e acabamento de várias facetas diretas de uma só vez é demasiado difícil, fatigante e demorada. Alguns pacientes ficam desconfortáveis e inquietos durante as consultas longas. Além disso, as tonalidades e os contornos das facetas podem ser mais bem controlados quando feitas fora da boca num molde.

Por estas razões, as técnicas de facetas indirectas são geralmente preferíveis. Embora sejam necessárias duas consultas para as facetas indirectas, poupa-se tempo de cadeira porque muito do trabalho é feito no laboratório. Podem ser obtidos excelentes resultados quando se segue uma avaliação clínica adequada e procedimentos operacionais cuidadosos. As facetas indirectas são fixadas ao esmalte por condicionamento ácido e colagem com um material de colagem de resina autopolimerizável, fotopolimerizável ou de dupla polimerização.

Os folheados indirectos incluem os feitos de:

1. Compósito processado [64]

2. Porcelana feldspática[9]

3. Vidro-cerâmica de dissilicato de lítio[78]

4. Dissilicato de lítio temperado com zircónio[80]

5. Porcelana reforçada com leucite[81]

6. Cerâmica maquinada[80]

7. Cerâmica fundida[63]

Devido à sua resistência, durabilidade e estética superiores, a porcelana feldspática é, de longe, o material mais popular para as técnicas de facetas indirectas utilizadas pelos dentistas.[63]

Com base em vários estudos, é evidente que é possível obter uma resistência e retenção superiores das facetas com facetas de porcelana gravada. A textura da superfície da porcelana vidrada é também superior à da resina polida devido à sua durabilidade e elevado brilho. No entanto, em áreas onde a superfície do revestimento é perturbada devido ao contorno e ao acabamento, é significativamente mais difícil restabelecer uma superfície altamente polida para os revestimentos de porcelana do que para a resina[64] .

Os custos laboratoriais das facetas de resina são inferiores aos das facetas de porcelana. No entanto, as facetas de porcelana, que são aparentemente mais duráveis do que as facetas de resina, podem exigir uma substituição menos frequente, o que resulta numa poupança de custos a longo prazo.[15]

Uma vantagem significativa das facetas indirectas de resina é a sua capacidade inerente de coloração e mascaramento. As facetas de resina são menos dependentes da tonalidade do meio de ligação subjacente do que as facetas de porcelana. A sua opacidade intrínseca também lhes permite mascarar mais eficazmente as manchas subjacentes. São frequentemente indicadas para o tratamento restaurador de manchas graves de tetraciclina[64] .

As facetas de cerâmica fundida oferecem qualidades comparáveis, mas requerem uma técnica laboratorial rigorosa e permitem apenas um acabamento e uma alteração limitados dos contornos; no entanto, um excelente apoio laboratorial e a excelente adaptação marginal destas facetas podem minimizar ou eliminar esta desvantagem.

Há muitas vantagens em fundir cerâmica em vez de porcelana. A utilização da técnica de cera perdida, tal como acontece com as ligas metálicas, elimina a necessidade de compensar a contração de 20% observada com a cozedura tradicional de porcelana. O enceramento da anatomia precisa proporciona contornos mais exactos, margens melhoradas, melhor adaptação marginal e menor tempo de cadeira necessário para assentar as facetas. A dureza e a densidade são semelhantes às do esmalte, o que elimina a abrasão dos dentes naturais opostos que se verifica com a porcelana. Podem ser fabricadas restaurações estéticas, semelhantes à vida, devido à grande translucidez das facetas de cerâmica fundida. São menos retentivas da placa bacteriana do que a porcelana.

Como qualquer técnica de restauração, mesmo as facetas de cerâmica fundida têm desvantagens. O processo laboratorial necessário é mais lento do que o processo utilizado para fabricar facetas de porcelana. A necessidade de contorno no consultório, se necessário, compromete a cor e o esmalte da porcelana, sendo necessário um novo revestimento. Os dentes severamente descoloridos não são tão facilmente mascarados como com a porcelana devido à maior translucidez das facetas de cerâmica fundida.

Apesar do elevado custo inicial para equipar um laboratório, a utilização de cerâmicas fundidas está a aumentar para acompanhar a procura.[65]

FACETAS COMPOSTAS PROCESSADAS

As facetas compostas podem ser processadas num laboratório para obter propriedades superiores.[64] Utilizando luz intensa, calor, vácuo, pressão, ou uma combinação destes, podem ser produzidos compósitos curados que possuem propriedades físicas e mecânicas melhoradas em comparação com os compósitos tradicionais fabricados em consultório. Além disso, as facetas de compósito fabricadas indiretamente oferecem um potencial superior de sombreamento e caraterização, bem como um melhor controlo dos contornos faciais.

Uma vez que a sua composição é semelhante à do compósito de consultório, as facetas indirectas de compósito podem ser coladas ao dente com um meio de ligação de resina. Após o condicionamento ácido, o agente de ligação é aplicado ao esmalte condicionado, como em qualquer restauração de compósito. De seguida, utiliza-se um meio de ligação de resina fluida para colar a faceta no lugar. Forma-se uma ligação química entre o agente de ligação e o meio de ligação e, em menor grau, entre o meio de ligação e a faceta de compósito processada. Uma vez que o processamento em laboratório resulta num maior grau de polimerização, permanecem menos sítios de ligação no compósito processado para posterior ligação ao meio de ligação. A excelente retenção mecânica ocorre na interface entre o meio de ligação e o dente, devido à superfície rugosa do dente resultante da preparação com um instrumento diamantado grosseiro, bem como da formação de marcas no esmalte gravado.

Atualmente, a maioria dos compósitos processados são compósitos de microenchimento. Embora existam vantagens significativas em relação às facetas diretas de compósito, as facetas indirectas feitas de compósitos microfill processados possuem uma resistência de ligação limitada devido ao potencial reduzido para formar uma ligação química com o meio de ligação. Consequentemente, não devem ser utilizadas em áreas de grande tensão oclusal.

Um compósito processado recentemente desenvolvido do tipo híbrido, preenchido com vidro de bário e sílica coloidal, oferece uma melhoria significativa na força de ligação.[66] Uma vez que este tipo de compósito contém partículas de vidro de bário, um enchimento radiopaco relativamente macio, pode ser jato de areia e gravado em laboratório com uma concentração moderada (9% a 10%) de ácido fluorídrico para produzir numerosas áreas de cortes microscópicos, semelhantes ao fenómeno que ocorre quando o esmalte é gravado. Ao produzir uma superfície capaz de ligação micromecânica, **"as facetas de compósito gravadas** deste tipo podem ser fortemente ligadas ao esmalte sem dependerem de uma ligação química significativa.

As facetas de compósito processadas são facilmente colocadas, acabadas e polidas. Também podem ser substituídas ou reparadas facilmente com compósito em consultório. Por estas razões, as facetas indirectas em compósito processado são frequentemente recomendadas para colocação em crianças e adolescentes como restaurações provisórias até os dentes terem erupcionado completamente e atingido o comprimento total da coroa clínica. Na idade de 18 a 20 anos, pode optar-se por uma alternativa mais permanente, como as facetas de porcelana ou de cerâmica fundida.

As facetas de compósito processadas indiretamente também são indicadas para colocação em pacientes que apresentam um desgaste significativo dos seus dentes anteriores devido a stress oclusal. No entanto, apenas o tipo de facetas de compósito "gravado" é recomendado em casos de stress oclusal devido à sua força de ligação superior. Quando a economia é a principal consideração, as facetas de compósito processado indireto oferecem uma alternativa estética e acessível aos tipos de porcelana ou cerâmica fundida mais dispendiosos. No entanto, deve ser salientado ao doente que as facetas de compósito processado não apresentam, normalmente, uma longevidade clínica comparável.

PREPARAÇÃO DOS DENTES:*(Fig.5a&b)*

Após a seleção da cor, os dentes são isolados com rolos de algodão colocados bilateralmente e fio de retração gengival. Todas as restaurações de Classe III defeituosas existentes ou pequenas lesões de cárie devem ser restauradas antes da preparação. Múltiplas restaurações grandes existentes comprometem o potencial de ligação da faceta ao dente e podem representar uma contraindicação. Normalmente, não é necessária anestesia para os preparos dentários para facetas. De facto, a resposta do paciente é importante para avaliar a profundidade da preparação, especialmente no terço gengival do dente. As preparações devem restringir-se inteiramente ao esmalte, se possível.

Recomenda-se um desenho de preparação em "janela" para a maioria das facetas de compromisso processadas indiretamente devido à força de ligação limitada da faceta de compósito. Se os dentes necessitarem de alongamento ou se existirem defeitos que justifiquem o envolvimento do bordo incisal, a faceta de compósito gravado deve ser utilizada com um desenho de "lapidação incisal".

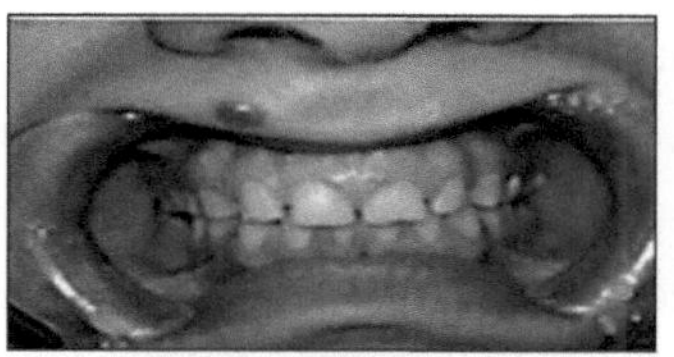
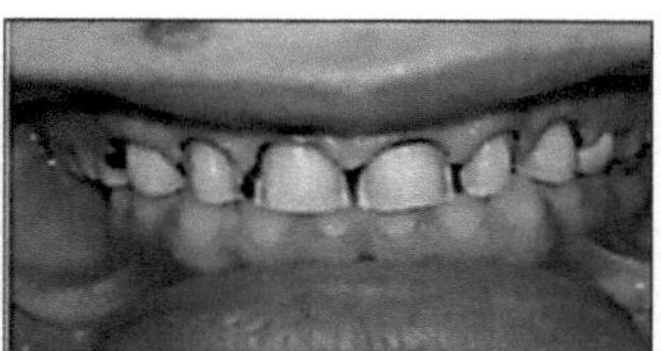

Fig. 5a Diagnostic photo illustrating upper teeth Diastema

Fig. 5 b Preparation of teeth surfaces

A preparação da janela é efectuada com um instrumento diamantado de extremidade arredondada a uma profundidade de aproximadamente 0,5 a 0,75 mm a meio da face, diminuindo para uma profundidade de 0,2 a 0,5 mm ao longo da margem gengival, dependendo da espessura do esmalte. Tal como referido anteriormente para as facetas diretas de compósito, a margem gengival, a menos que os defeitos, cáries ou descoloração escura justifiquem a extensão subgengival. Além disso, as margens interproximais devem estender-se até aos rebordos faciais e gengivais, sem envolver um rebaixo, mas devem estar localizadas imediatamente a seguir aos contactos proximais.

Geralmente, não são colocadas restaurações provisórias porque as preparações se restringem ao esmalte. Se uma pequena quantidade de dentina for inadvertidamente exposta, pode ser aplicada uma camada fina de um agente de ligação à dentina na dentina exposta e curada para reduzir a possibilidade de sensibilidade pós-operatória. Os pacientes devem ser sempre avisados de que os dentes preparados ficarão ligeiramente ásperos durante o período intermédio até à colagem das restaurações de facetas finais.

TÉCNICA DE IMPRESSÃO:*(Fig.5c)*

É feita uma impressão elastomérica após os preparos dentários. Se as margens gengivais estiverem bem isoladas e afastadas do fio de retração, o fio pode ser deixado no lugar durante a moldagem. Se, no entanto, as margens estiverem subgengivais ou próximas do tecido gengival, um melhor acesso ao registo da margem gengival é proporcionado pela remoção do fio imediatamente antes da injeção do material de moldagem. Recomenda-se também que o aspeto lingual dos rebordos gengivais seja bloqueado com cera macia. Este passo evitará a penetração e o bloqueio do material de impressão através do encaixe gengival, o que frequentemente resulta em impressões rasgadas, especialmente ao longo de áreas marginais críticas.

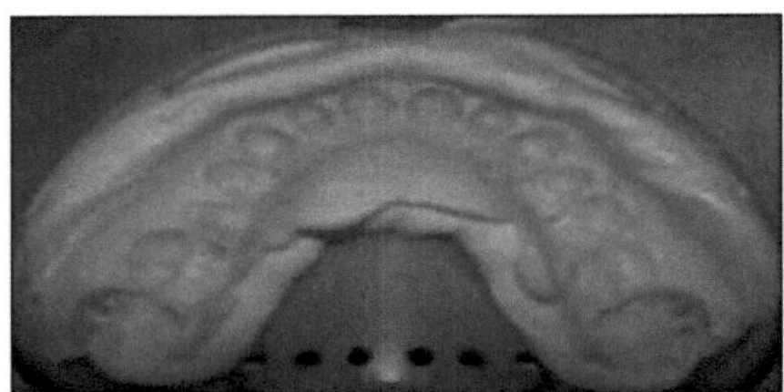

Fig. 5c Impression made using
elastomeric impression material

É obtido um molde de trabalho em pedra a partir da impressão com matrizes individualmente amovíveis para facilitar o acesso às áreas interproximais. Uma vez fabricadas as facetas, estas devem ser inspeccionadas cuidadosamente para detetar linhas de fratura, lascas ao longo das margens ou outros defeitos significativos que impeçam uma colocação bem sucedida. Uma vez que as facetas são compostas de compósito, é possível algum recontorno intra-oral após a colagem. *(Fig. 5d)*

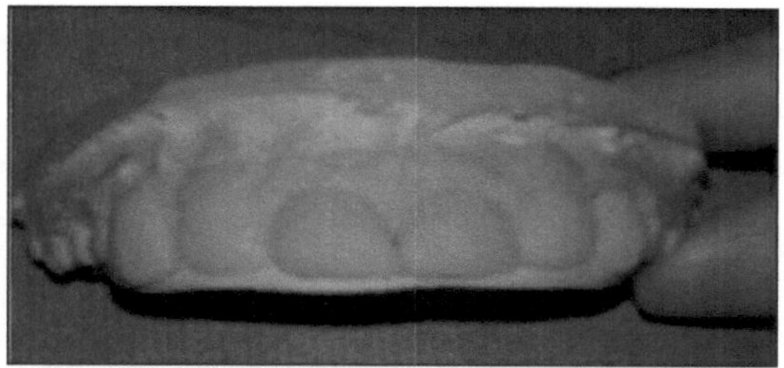

Fig. 5d Building up the veneers extraorally

Na segunda consulta, os dentes a revestir são limpos com uma pasta de pedra-pomes, a cor é confirmada e o local da operação é isolado. Estão disponíveis molduras que retraem confortavelmente os lábios para um melhor acesso, se necessário. O isolamento de rotina é efectuado através da colocação de rolos de algodão e da inserção de cordas de retração. É colocada uma gaze de algodão de 2 x 2 polegadas na parte de trás da boca do doente para o proteger contra a aspiração ou deglutição de uma faceta se esta cair inadvertidamente.

<u>LIGAÇÃO:</u> *(Fig. 5e)*

O ajuste de cada faceta é avaliado individualmente no dente e ajustado, se necessário. Todas as facetas devem ajustar-se bem ao dente na área gengival. As facetas devem ser experimentadas no lugar, tanto individual como coletivamente, para assegurar o ajuste das facetas adjacentes. As facetas devem ser experimentadas no local apenas em dentes limpos e secos para eliminar qualquer potencial de contaminação. Se ocorrer uma contaminação acidental, a faceta deve ser cuidadosamente limpa com álcool ou ácido, enxaguada e seca antes da colagem. Na remoção, cada faceta é colocada com o lado do dente para cima (lado côncavo virado para cima) numa almofada adesiva. Alguns compósitos processados (tipo não condicionados) requerem a aplicação de um agente de ligação primário no lado do dente da faceta, seguindo as instruções do fabricante. Estes agentes de ligação primários são tipicamente materiais promotores de adesão que aumentam a força de ligação da faceta ao meio de ligação de resina. Uma camada fina de agente de ligação de resina é aplicada no lado do dente da faceta com um pincel ou uma pequena esponja, mas não é curada. As facetas são armazenadas sob uma tampa de frasco ou são colocadas num recipiente impermeável à luz para evitar a cura prematura do agente de ligação.

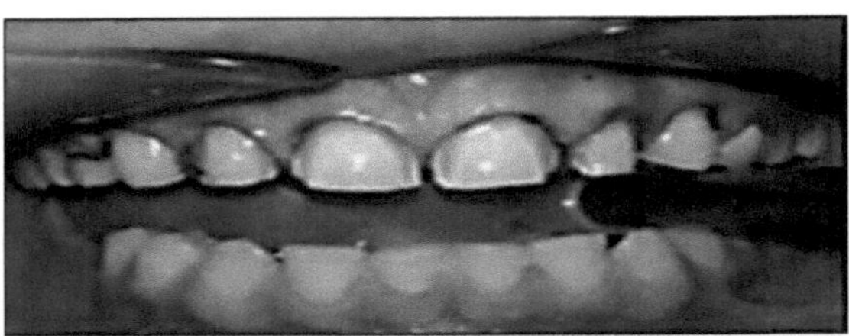

Fig. 5e Preparing the teeth for veneer adhesion

Recomenda-se um meio de ligação de resina fotopolimerizável para colar a faceta ao dente. A seleção da cor do meio de ligação é determinada depois de o ajuste das facetas individuais ter sido avaliado e confirmado. A seleção da cor é feita colocando primeiro uma camada uniforme de uma cor selecionada do meio de ligação, com aproximadamente 0,5 mm de espessura, no lado do dente de uma única faceta. Tipicamente, é utilizada uma faceta do incisivo central para facilitar a determinação da cor do meio de ligação. A luz do consultório deve ser afastada durante a avaliação da cor para evitar a polimerização prematura e inadvertida da faceta no dente. A faceta é assente num dente limpo, seco e não esculpido, o excesso de material de ligação é removido com uma escova e a cor geral da faceta é avaliada. Após a prova, a faceta é rapidamente removida e guardada sob uma tampa de frasco ou colocada num recipiente impermeável à luz para evitar a cura do meio de ligação residual. Se a cor do meio de ligação for considerada adequada, é simplesmente adicionada mais da mesma cor de meio de ligação à faceta imediatamente antes da ligação. Se for considerada necessária uma cor diferente, a cor existente é limpa do aspeto interior da faceta com uma escova descartável e é colocada uma nova cor de agente de união na faceta. Entretanto, o assistente pode remover os resíduos da cor anterior do dente com uma bola de algodão ou uma escova. A faceta carregada com a nova cor de resina de ligação é novamente colocada e avaliada como descrito anteriormente.

Deve ser enfatizado que a cor inerente do revestimento, a caraterização e a opacidade interna devem ser realizadas durante o fabrico do próprio revestimento. Pode ser incorporado algum opaco adicional no meio de ligação da resina no momento da ligação para conseguir um maior mascaramento. Além disso, a tonalidade geral do revestimento pode ser ligeiramente modificada pela tonalidade do meio de ligação selecionado. No entanto, não é possível efetuar alterações significativas na tonalidade do lado da cadeira.

Os cordões de retração são avaliados para assegurar que estão adequadamente inseridos na fenda gengival. É recomendada uma técnica para a colocação individual de cada faceta. O dente utilizado para experimentar e avaliar a cor do meio de ligação deve ser limpo novamente com uma pasta de pedra-pomes para remover qualquer resina residual que possa impedir o condicionamento ácido adequado do esmalte.

As tiras de poliéster são colocadas nas áreas proximais do primeiro dente a ser restaurado. Podem ser utilizadas cunhas de madeira para fixar a posição das tiras, mas deve ter-se o cuidado de não irritar a papila gengival para não provocar hemorragia. O ácido é aplicado artisticamente com um pequeno pincel, esponja ou aplicador de ácido. Não se deve permitir que o ácido escorra para o cordão de retração ou para o tecido mole. O dente preparado está pronto para a colagem da faceta após o condicionamento ácido, enxaguamento e secagem. Aplica-se uma camada fina de agente de ligação de resina ao esmalte condicionado, ligeiramente soprada com ar, mas não polimerizada até à colocação da faceta. A cura prematura do agente de ligação pode impedir o assentamento completo da faceta.

A tonalidade selecionada do meio de ligação de resina fotopolimerizável é adicionada ao lado do dente da faceta com material suficiente para cobrir toda a superfície tratada sem deixar entrar ar. A faceta é cuidadosamente colocada no dente adequado e ligeiramente agitada no lugar com um instrumento rombo ou com uma ligeira pressão dos dedos. Utiliza-se uma escova ou um explorador para remover o excesso de material de ligação. O assentamento correto da faceta deve ser avaliado com um explorador n.º 2. Com a faceta corretamente posicionada e o excesso de meio de ligação removido, utiliza-se uma unidade de polimerização de luz visível para polimerizar o material com um tempo de exposição mínimo de 40 a 60 segundos em cada uma das direcções facial e lingual, para uma exposição total de 80 a 120 segundos. O excesso de resina de ligação curada que fica à volta das margens é melhor removido com uma lâmina cirúrgica n.º 12, presa num cabo Bard-Parker. Cada faceta deve ser novamente experimentada no local imediatamente antes da colagem para assegurar o assentamento total na presença de cada dente, à medida que as outras facetas (uma de cada vez) são colocadas de forma semelhante.

Quando as facetas estiverem todas coladas, apenas é necessário um pequeno acabamento nas áreas marginais *(Fig. 5f)*. A remoção do fio de retração nesta altura permite o acesso e a visibilidade para o acabamento das margens gengivais. O fio dental não encerado deve ser sempre utilizado para avaliar a suavidade final das áreas interproximais. Se as áreas incisais tiverem sido envolvidas, as excursões protrusivas devem ser avaliadas para assegurar a harmonia oclusal nas áreas restauradas. Os pacientes também devem ser alertados para evitar morder alimentos ou objectos duros para evitar fraturar o bordo incisal, especialmente se tiver sido utilizado um desenho de lapidação incisal.

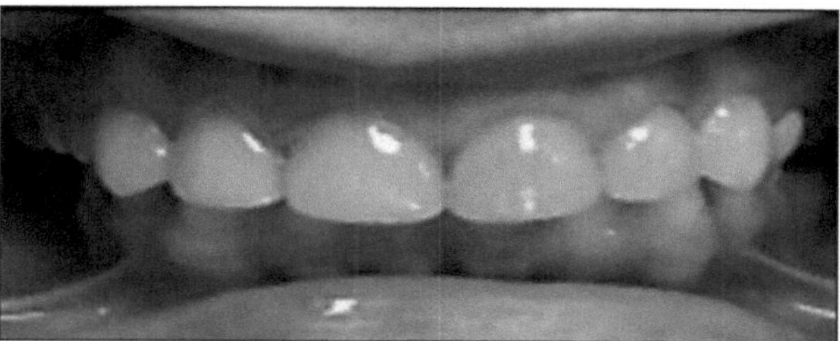

Fig. 5f Final result

Facetas laminadas de porcelana

A porcelana esmaltada tem uma longa história de utilização em medicina dentária como um dos materiais mais estéticos e biocompatíveis disponíveis, apenas ultrapassado pelo próprio esmalte. A resistência da porcelana à abrasão e às manchas é excelente e é bem tolerada pelos tecidos gengivais. O advento das facetas laminadas de porcelana como uma restauração estética permanente marcou a progressão de mais de 30 anos de investigação dentária em técnicas de condicionamento ácido, colagem e restauração estética. O conceito de condicionamento ácido da porcelana foi citado na literatura dentária em 1975, quando **Rochette** descreveu a restauração inovadora de um incisivo fracturado com "um bloco de porcelana silantada condicionada".[67]

Essencial para a fixação de facetas de porcelana é a capacidade da porcelana de ser condicionada e ligada à resina composta e de apresentar uma elevada resistência à tração, tal como referido por **Simonsen** e **Calamia**. A investigação continuada de **Calamia** e **Simonsen** também demonstrou que o tratamento da faceta de porcelana gravada com um agente de acoplamento de silano produziu uma ligação química que melhorou a ligação mecânica porcelana/resina composta.[8]

Embora relativamente sensíveis à técnica, a textura da superfície, a cor, a fluorescência e a estética geral das facetas laminadas de porcelana têm sido consideradas excepcionais. Além disso, a capacidade de ajustar a cor final durante a colocação permite a máxima flexibilidade no ajuste da cor final.

Um grande avanço recente que facilitou a retenção previsível da porcelana na superfície do dente acrescentou uma nova dimensão à medicina dentária estética. As facetas de porcelana podem ser consideradas como o "estado da arte" em medicina dentária estética porque oferecem inúmeras vantagens em relação a qualquer forma anterior de sistema de facetas.

HornR.Harold9 afirmou que o sistema de facetas de porcelana é uma nova modalidade de reparação oral e que é importante compreender a arte e a ciência inerentes à sua realização, uma vez que trará recompensas na saúde dentária conservadora.

Garber A. David[20] afirmou que, no futuro, as restaurações de porcelana gravada substituirão as restaurações de compósito de colagem direta na maioria das situações clínicas.

VANTAGENS DAS FACETAS LAMINADAS DE PORCELANA

Cor: Esta é uma vantagem dupla, na medida em que a porcelana oferece um melhor controlo da cor inerente e um aspeto natural, bem como a estabilidade contínua destas cores.

Força de ligação: A ligação da faceta de porcelana gravada à superfície do esmalte é consideravelmente mais forte do que qualquer outro sistema de facetas.

Saúde periodontal: A superfície de porcelana proporciona uma menor área de depósito para a acumulação de placa bacteriana em comparação com qualquer outro sistema de facetas, e parece que alguns tipos de facetas de porcelana determinam efetivamente a acumulação de placa bacteriana.

Resistência à abrasão: A faceta em si é bastante frágil, mas uma vez cimentada no esmalte, a restauração desenvolve uma elevada resistência à tração e ao corte. Isto é clinicamente evidente pelo facto de as facetas não poderem ser "arrancadas" dos dentes, mas terem de ser lixadas com diamantes rotativos até à superfície original do dente. A resistência coesiva da porcelana é consideravelmente maior do que a ligação entre as partículas de resina e o material de enchimento numa resina composta. Por conseguinte, a porcelana pode ser utilizada para aumentar o comprimento de qualquer dente, estendendo-o para além do bordo incisal, tanto porque a força de ligação ao esmalte é muito maior como porque a força real da porcelana (ou seja, forças adesivas e coesivas) é maior.

Resistência à absorção de fluidos: A porcelana absorve os fluidos num grau inferior ao de qualquer outro material de revestimento.

Estética: A estética é consideravelmente melhor do que qualquer outro material de revestimento devido à capacidade de controlar a cor e a textura da superfície com a cerâmica. A porcelana pode ser corada tanto interna como superficialmente e tem uma fluorescência natural, conferindo-lhe uma certa vitalidade. A textura é facilmente desenvolvida na superfície da faceta para simular a dos dentes adjacentes e pode ser mantida indefinidamente.

DESVANTAGENS DAS FACETAS LAMINADAS DE PORCELANA

Tempo: A colocação de facetas é sensível à técnica e, por conseguinte, consome tempo.

Reparação: As facetas não podem ser facilmente reparadas uma vez que estão coladas ao esmalte.

Sensível à técnica: O processo de fabrico de facetas é indireto, requerendo duas visitas ao paciente, moldagem e procedimentos laboratoriais.

Cor: É difícil modificar a cor depois de as facetas estarem cimentadas na superfície do esmalte.

Preparação dos dentes: Pode ser necessária alguma preparação dentária para evitar potenciais problemas associados ao contorno excessivo.

Fragilidade: As facetas são extremamente frágeis e difíceis de manipular.

Custo: Os honorários dentários de um laminado de porcelana podem geralmente variar entre três quartos dos honorários ou mesmo mais do que os honorários normais de uma coroa total anterior. Isto deve depender da dificuldade do problema do paciente, do tempo, do nível de competência, dos requisitos artísticos, do planeamento e dos custos laboratoriais envolvidos e, finalmente, de qualquer "garantia" que decida oferecer ao paciente relativamente à duração do serviço e às condições em que concorda em substituir ou reparar o laminado sem custos adicionais.

Gilmour A.S.M. e Stone D.C.[6] 8 afirmam que é necessário um planeamento cuidadoso do tratamento e da seleção dos doentes para evitar problemas e garantir que se obtém o melhor resultado com as facetas de porcelana.

A porcelana dentária tornou-se o material mais utilizado para a construção de facetas, coroas e pontes em medicina dentária devido às suas excelentes propriedades estéticas e à sua capacidade de reproduzir fielmente o aspeto da estrutura dentária natural. A estrutura cristalina da porcelana confere-lhe propriedades de refração ótica semelhantes às do esmalte translúcido. As superfícies de porcelana vidrada são duráveis, uma vez que têm uma textura suave e são bastante resistentes ao desgaste e à descoloração.

Embora a porcelana dentária processada tenha uma elevada resistência à compressão, é completamente não dúctil e, por conseguinte, frágil. Além disso, devido às irregularidades da superfície inerentes ao processo de fabrico, as restaurações de porcelana dentária têm uma baixa resistência à tração. Estas irregularidades superficiais, apesar de microscópicas em tamanho, podem causar uma concentração significativa de tensões. Na porcelana não dúctil, as tensões não podem ser aliviadas por deformação plástica (como é possível nos metais) e mesmo pequenos defeitos sob tensões de tração podem evoluir para fendas maiores através de um mecanismo de propagação de fendas. Em última análise, o processo pode causar uma concentração adicional de tensões e uma falha sob a forma de uma fratura frágil.

PORCELANA GRAVADA

Esta nova modalidade de tratamento utiliza a gravação fina da superfície interna da porcelana, tanto para retenção como para reforço da porcelana. A resina de ligação utilizada para "cimentar" as restaurações de porcelana no local flui para os micro defeitos do esmalte gravado no lado do dente e da porcelana gravada no lado da restauração, unindo os dois. A resina polimerizada proporciona uma retenção considerável e, simultaneamente, protege a porcelana de fissuras e fracturas sob tensões de tração. Com a colagem em resina da porcelana condicionada ao dente, parte do sucesso clínico pode ser explicado pela contração da polimerização da resina (uma propriedade inerente à maioria dos polímeros) que tensiona a porcelana fina numa direção que reduz a possibilidade de formação e propagação de fissuras.

As qualidades de retenção da superfície da porcelana podem muito bem depender da natureza do padrão microscópico produzido durante o processo de gravação. A porcelana processada numa folha de platina apresenta uma superfície relativamente lisa mesmo sob grande ampliação. A gravação da superfície da porcelana com ácido fluorídrico (ou um derivado) produz a rugosidade microscópica da superfície que proporciona retenção quando combinada com uma resina fluida capaz de polimerizar. Os primeiros métodos de condicionamento da porcelana consistiam num condicionamento de 15 minutos com ácido fluorídrico a 10% ou num condicionamento de 20 minutos com uma preparação comercial constituída principalmente por ácido fluorídrico diluído. Os valores iniciais de resistência de ligação com base nestes métodos de condicionamento ácido foram registados como sendo de cerca de 1.100 psi.

Os efeitos da solução e do tempo no condicionamento: Este padrão retentivo foi testado quanto à resistência da ligação resina-porcelana por **Hsu et al**. numa experiência com quatro grupos. Uma resina composta foi ligada a todas as amostras de porcelana nesta experiência, enchendo pequenas cápsulas cilíndricas de celuloide com uma resina composta líquida em pó e posicionando estas cápsulas sobre as superfícies planas de porcelana. As amostras de resina composta foram activadas por luz e, após um período de envelhecimento de sete dias em água, foram testadas quanto à resistência ao cisalhamento numa máquina de ensaios.

Uma comparação entre os quatro grupos revelou o efeito do agente de ligação de silano versus o da porcelana condicionada. Esta experiência mostra claramente que o condicionamento da porcelana é o fator predominante na produção da retenção. Mas a combinação do condicionamento da porcelana com um promotor de ligação de silano parece ter um efeito cumulativo que maximiza significativamente a resistência da ligação. O valor de 3.500 psi para o grupo que combina o condicionamento da porcelana e o pré-tratamento com silano é muito melhor do que as resistências de união obtidas nas primeiras experiências. Esta ligação também ultrapassa a resistência de ligação da resina ao esmalte.

Nos grupos de porcelana não condicionada, existia um espaço entre a porcelana e a resina que era muito provavelmente produzido pela contração da polimerização da resina. O tratamento com silano causou um estreitamento do espaço, aparentemente como resultado de uma melhor atração química.

Nos grupos de porcelana condicionada e tratada com silano, não foi encontrada nenhuma lacuna, e a resina parecia ter preenchido todos os defeitos da porcelana. Aparentemente, a superfície rugosa condicionada tratada com silano produziu uma atração superficial, fazendo com que a resina a molhasse bem. A boa adaptação da resina à porcelana condicionada parece ter produzido as maiores resistências de ligação. Tanto o silano como a superfície da porcelana condicionada contribuem para a retenção da resina. **Newbury e Pameijer**[69] utilizaram silano na colagem de porcelana ao dente com resina composta.

O estudo de **Hsu et al** estabeleceu que o condicionamento ácido da porcelana é o elemento fundamental para obter uma boa retenção com a resina. Assim, o tratamento combinado de condicionamento ácido e silano produziu as maiores resistências de ligação.

Polimerização: A polimerização completa da resina composta é outro requisito essencial para obter uma boa ligação entre o dente e a porcelana. A polimerização das resinas compostas activadas por luz depende da transmissão da luz e da sua penetração na resina composta através da porcelana. Vários factores podem afetar esta transmissão de luz, mas os mais importantes são a espessura da porcelana e a sua opacidade, bem como a opacidade da resina composta utilizada. Os sistemas com um sistema de iniciação de polimerização dupla (fotopolimerização e polimerização química) proporcionam uma resistência de união significativamente melhor com porcelana espessa do que os sistemas que polimerizam apenas por luz. A polimerização por luz visível apresenta uma redução substancial da eficácia quando a luz tem de atravessar mais de 3 mm de porcelana.

A questão da polimerização da resina é extremamente importante porque a retenção e o suporte mecânico da restauração de porcelana frágil reduzem significativamente a resistência da ligação e podem contribuir para a separação e fracasso clínicos precoces. O fenómeno da polimerização incompleta é mais provável de ocorrer em restaurações de porcelana espessas e gravadas, tais como inlays ou onlays, em que a espessura da porcelana pode aproximar-se dos 4 a 8 mm em algumas áreas. Nas facetas de porcelana anteriores finas, é menos provável que isto ocorra porque a luz pode penetrar facilmente através de 0,5 a 1 mm de porcelana. No entanto, nas regiões interproximais, onde os raios de luz podem entrar em ângulo com a superfície da porcelana, o grau de penetração e o grau de polimerização podem ser reduzidos. Tanto nas restaurações de porcelana fina como nas de porcelana espessa, a retenção imediata não será afetada porque existem provavelmente algumas secções finas que permitirão a fixação total da resina nessas secções. Assim, a restauração parecerá segura no local, mas poderá conter muita resina não reagida que poderá eventualmente sair e causar cáries marginais.

Longevidade das restaurações de porcelana:

As restaurações de porcelana gravada não estão sujeitas a desgaste, rugosidade ou descoloração da superfície, como pode acontecer com algumas resinas compostas diretas. Uma ligação fraca entre a resina e a porcelana (ou a deterioração da ligação com o tempo) causará o fracasso precoce da restauração, sujeitando-a à possibilidade de deformação e fratura.

Por conseguinte, na utilização clínica, a obtenção de uma força de ligação óptima entre a porcelana e a resina é da maior importância para a durabilidade.

HuiK.K.K., B. Williams, E.H. Davis[24] afirmaram que o tipo de preparação em janela era o mais forte quando comparado com o design sobreposto ou emplumado.

Highton Ren et al[13] afirmaram que a preparação gengival dos dentes é essencial para controlar a distribuição do stress e proporcionar o melhor potencial para a saúde periodontal.

Magne Pascal et al[38] salientaram a importância da redução controlada e uniforme dos dentes.

MATERIAL:

Pippin David, James M. Moxon e Anton P., Soldon-Els[32] afirmaram que as facetas de porcelana pareciam ser uma restauração durável e clinicamente aceitável para os dentes anteriores superiores.

Hager Berti et al[43] verificaram que a utilização de laminados de porcelana totalmente cerâmicos em pacientes com dentes descoloridos proporciona uma excelente estética.

PREPARAÇÃO DOS DENTES PARA FACETAS LAMINADAS DE PORCELANA

Existem diferentes opiniões relativamente ao tipo de preparação dos dentes para as facetas laminadas de porcelana. Alguns clínicos acreditam que é necessária pouca ou nenhuma redução dentária, enquanto outros defendem uma preparação completa, com chanfros profundos na face vestibular dos dentes e na maior parte ou na totalidade das áreas de contacto interproximal.

Ainda não existem dados científicos disponíveis para apoiar qualquer uma das escolas de pensamento, podendo ambos os conceitos estar corretos ou incorrectos. Em cada caso específico, a forma de abordar a preparação deve ser decidida numa base individual.

A decisão de reduzir ou não o esmalte deve depender dos seguintes factores biológicos e técnicos:

Estética: Se não houver preparação dos dentes, a colocação de laminados pode resultar em dentes um pouco maiores e mais posicionados labialmente. Em dentes com inclinação lingual, isto pode ser uma vantagem porque o resultado final corrigirá a posição relativa dos dentes e será esteticamente mais agradável.

Posição relativa do dente: Se um ou mais dentes estiverem desalinhados em relação aos outros, isso influenciará o grau de preparação necessário.

Mascaramento da coloração de tetraciclina: Este problema complexo requer modificações muito específicas na preparação.

Colocação marginal: Deve ser considerado tem relação à margem gengival.

Idade: É necessário ter em conta a idade do paciente e a proximidade da polpa à superfície.

Psicologia: As atitudes do paciente em relação à estética em geral, e à redução dentária em particular, devem ser determinadas antes da apresentação do caso, uma vez que isso pode modificar o resultado estético esperado.

O potencial para alterações periodontais: Deve ser analisado o historial periodontal individual do doente e a suscetibilidade dos tecidos à placa bacteriana.

Remoção da placa bacteriana: O paciente deve ser avaliado quanto à capacidade de remover a placa bacteriana numa interface porcelana/dente.

Para que estas restaurações sejam estéticas e biologicamente compatíveis, é frequentemente necessário ajustar a superfície do dente. As técnicas de preparação para restaurações de facetas laminadas de porcelana multiplicaram-se e evoluíram desde que a modalidade de tratamento foi introduzida pela primeira vez, em meados da década de 1980. Os métodos de preparação dos dentes têm variado desde uma redução muito agressiva até à ausência de qualquer preparação. Assim, de acordo com a extensão da redução do esmalte, as técnicas foram designadas como técnica subtractiva ou técnica de contorno aditiva. Esta redução do esmalte pode então ser substituída por uma espessura semelhante de porcelana, tornando assim o resultado final do mesmo tamanho ou, na pior das hipóteses, apenas nominalmente maior do que o original.

Esta quantidade de redução do esmalte é necessária, com base nas necessidades do técnico, mas deve situar-se na área de 0,3 a 0,6 mm ou cerca de metade da espessura do esmalte disponível.[70]

A redução do esmalte pode ser conseguida através dos seguintes passos[71] :*(Fig.6a-6j)*

- Colocação de cortes de profundidade

- Preparação proximal da gengiva

- Preparação facial

- Preparação incisal

- Redução lingual

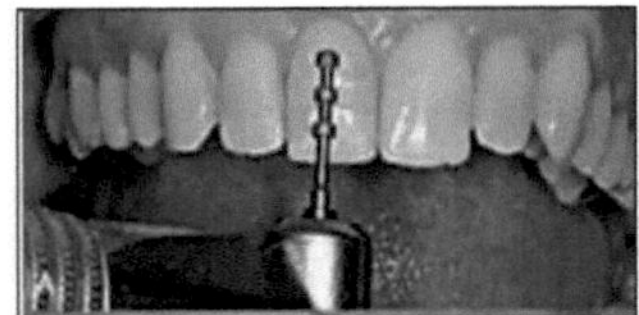

Fig. 6a Application of 0.5 mm depth cuts.

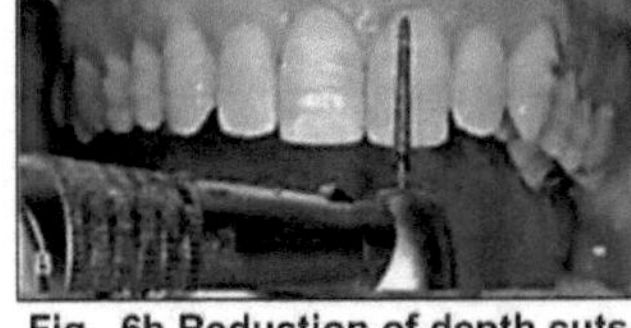

Fig. 6b Reduction of depth cuts with chamfer-ended diamond

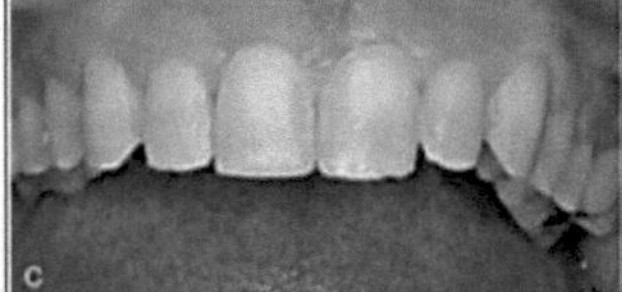

Fig. 6c Facial reduction complete

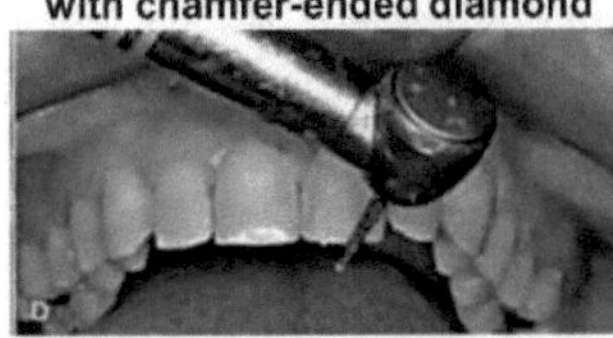

Fig. 6d A 1.5-mm incisal reduction

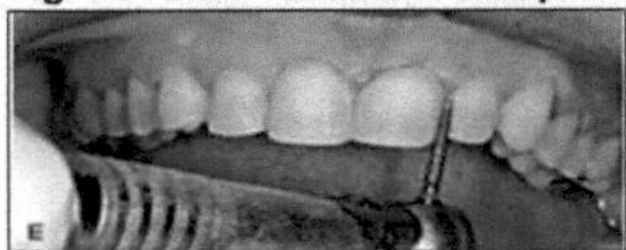

Fig. 6e "Elbow" preparation to the proximal contact

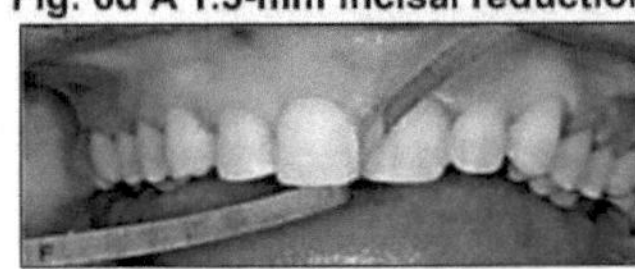

Fig. 6f Interproximal stripping with diamond strip

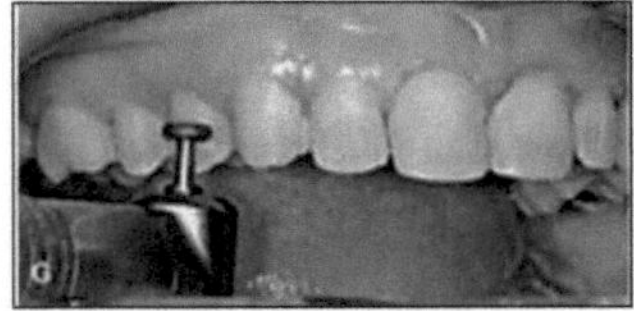

Fig. 6g Horizontal seating groove

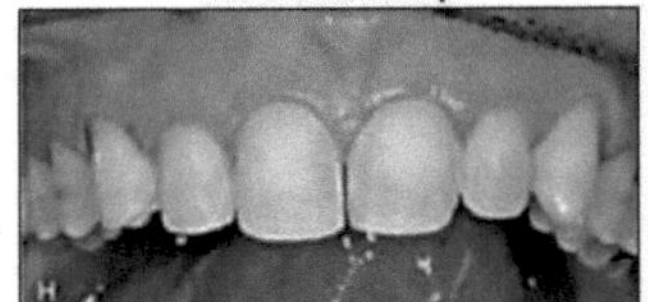

Fig. 6h Finished preparations, facial view

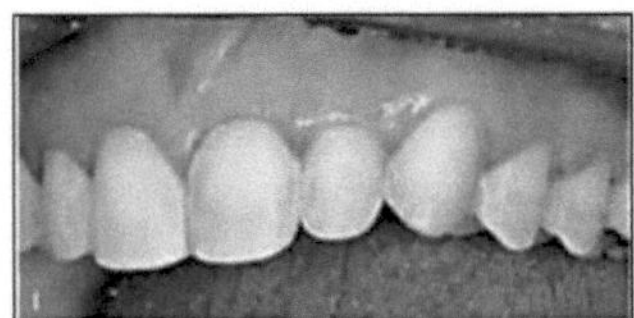

Fig. 6i Lateral view of finished preparations

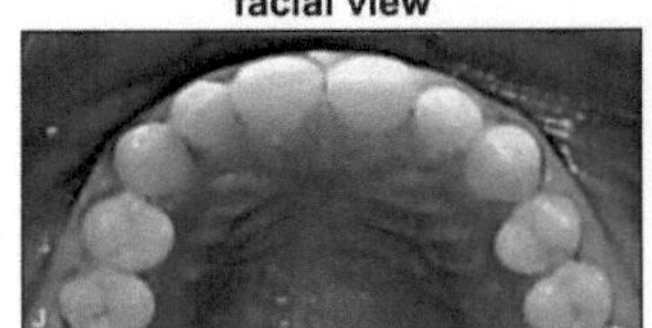

Fig. 6j Incisal view of finished preparations

SELECÇÃO DE TONALIDADES

A cor dos dentes preparados é melhor comunicada selecionando um separador da escala de cores que mais se aproxima de cada grupo de dentes. Em caso de dúvida, selecionar uma tonalidade mais escura das duas guias de cor entre as quais se encontra a cor do dente preparado. Se os dentes preparados se situarem fora dos intervalos da escala de cores ou tiverem variações de cor invulgares (dentes manchados com tetraciclina), é melhor tirar uma

Um diapositivo de 35 mm ou uma fotografia Polaroid de alta qualidade dos dentes, com o melhor guia de cores adjacente a estes dentes.

A fonte de luz é um dos principais problemas potenciais para uma correspondência de cores incorrecta. A sombra deve ser tirada numa sala sem revestimentos de parede e decorações muito saturadas de cor. Se o doente estiver a usar uma cor brilhante, esta deve ser compensada com a utilização de um avental de cor relativamente neutra. A melhor escolha seria um avental azul claro.

Durante a combinação de cores, é melhor utilizar várias fontes de luz para minimizar as hipóteses de pares metaméricos.[71]

GESTÃO DE TECIDOS E TÉCNICAS DE MOLDAGEM

Gestão de tecidos: (Fig. 6k)

Deslocar o tecido de modo a que a linha de acabamento final possa ser vista no sulco. O deslocamento do tecido é facilmente efectuado com um fio de algodão fino impregnado com um agente adstringente, como o sulfato de alumínio. Este procedimento deslocará o tecido lateralmente e fornecerá acesso ao sulco, permitindo assim que o operador visualize o refinamento da linha de acabamento final dentro do sulco. O cordão tem de permanecer no local durante cerca de cinco minutos antes de ser removido húmido para evitar rasgar o epitélio juncional friável e precipitar a hemorragia.[21]

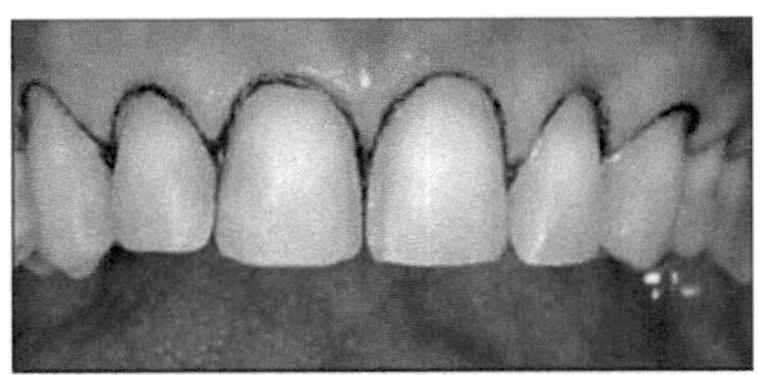

Fig. 6k Retraction cord placement

A colocação do cordão de retração ajuda a:

1. Localizar a junção cemento-esmalte no momento da preparação do dente

2. Avaliar o perfil de emergência do dente

3. Visualize a espessura do esmalte na superfície cervical do dente.

4. Proteger os tecidos gengivais durante a rotação.

Quando a faceta laminada de porcelana está a ser cimentada, a colocação do cordão de retração evita a contaminação da margem cervical com fluido sulcular e facilita o acabamento da margem cervical, actuando ao mesmo tempo como uma barragem para limitar o fluxo do compósito de cimentação.[72]

Moldagem: *(Fig.6l-u)*

O fabrico de facetas laminadas de porcelana necessita de alguma forma de um molde mestre. Este molde deve ser uma reprodução exacta do que existe na boca, e o material de impressão deve ser selecionado de entre os que são utilizados para qualquer técnica de coroa e ponte. Os materiais normalmente utilizados incluem elastómeros de polissulfureto, poliéter e vinil polissiloxano, e materiais de moldagem hidrocolóides. O pormenor obtido por uma impressão de alginato não é provavelmente de qualidade suficiente para assegurar um ajuste preciso do laminado.

O material de moldagem utilizado deve ser de duas viscosidades: corpo leve e corpo pesado. O material da moldeira deve ser do tipo pesado. O material de corpo leve deve ser seringado no sulco ou, no caso do hidrocolóide, simplesmente colocado sobre a preparação. Isto facilitará que o corpo pesado mova o corpo leve para o sulco e para os bordos, para apanhar a periferia da preparação. O material de impressão deve ter uma elevada resistência à tração e precisão. Insira a moldeira a partir de uma direção vestibular oblíqua para se certificar de que todas as relações labiais e gengivais estão devidamente registadas.

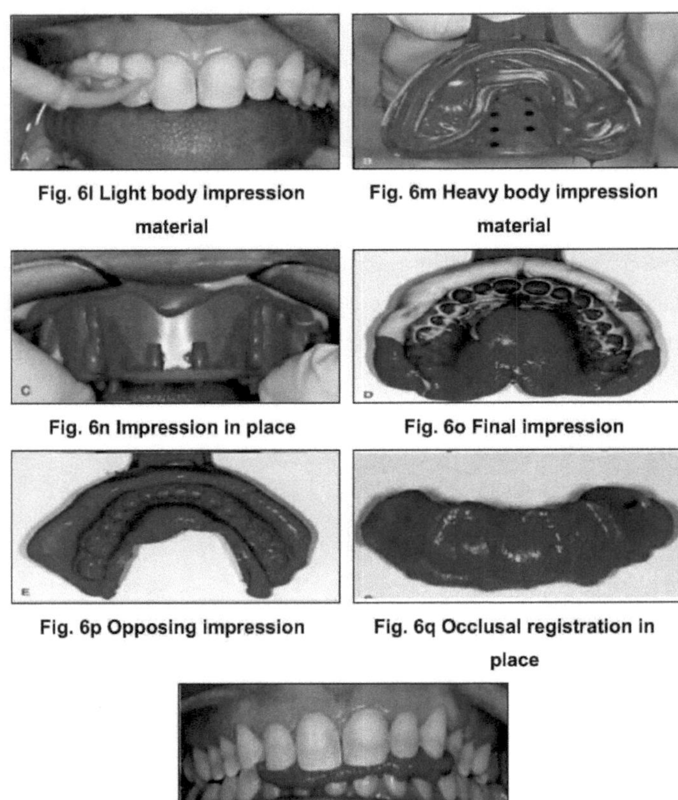

Fig. 6l Light body impression material

Fig. 6m Heavy body impression material

Fig. 6n Impression in place

Fig. 6o Final impression

Fig. 6p Opposing impression

Fig. 6q Occlusal registration in place

Fig. 6u Occlusal registration

Existem duas técnicas ligeiramente diferentes para efetuar impressões para facetas. Uma é o método comum; é utilizado o sistema de moldeira completa padrão. O corpo pesado é colocado na moldeira e a ponta do corpo leve misturado é injectada diretamente sobre os dentes, ao longo da margem cervical e interproximalmente. A moldeira preenchida com corpo pesado é então comprimida sobre a arcada. O material de registo da mordida deve ser do tipo putty ou silicone. Podem ser utilizadas bolachas de cera, mas estas não têm uma rigidez fiável como as duas primeiras substâncias.

A segunda técnica de moldagem é mais fácil; utiliza a moldeira Tripla Anterior. Trata-se de um procedimento de um único passo que utiliza massa de vidraceiro em ambos os lados da gaze da moldeira e corpo de luz nos dentes a revestir. O corpo de luz é espalhado nos dentes apropriados e pede-se ao paciente para morder a moldeira com massa. A impressão final, o oponente e a mordida ficam prontos em sete minutos.[62]

TEMPORIZAÇÃO *(Fig. 6.ia -g)*

A temporização para laminados é normalmente desnecessária porque, na maioria das situações, apenas metade da superfície do esmalte é removida e os túbulos dentinários não são expostos; por conseguinte, deve haver pouca ou nenhuma sensibilidade e apenas um compromisso estético mínimo.

No entanto, em certas situações, a temporização pode tornar-se necessária quando os dentes tiverem sido reduzidos mais extensivamente para facilitar o alinhamento dos laminados ao longo de uma arcada pré-existente. Nestas situações, podem existir áreas de dentina exposta que requerem facetas temporárias devido à sensibilidade. Os dentes mandibulares com redução incisal devem ser impedidos de irromper por alguma forma de faceta temporária. As situações em que os dentes reduzidos são demasiado inestéticos para que o paciente possa funcionar adequadamente também requerem uma faceta temporária.[26]

Existem quatro técnicas básicas para desenvolver as facetas temporárias.

1. **Faceta Direta de Resina Composta**: Este sistema envolve a colocação de um material restaurador de resina composta diretamente sobre a superfície não esculpida dos dentes preparados.

   Molde a resina composta enquanto está mole com um instrumento de colocação de resina composta e, em seguida, cure-a com a respectiva luz. Pode então ser aparada com uma peça de mão de alta velocidade e brocas de acabamento de resina composta na forma correta, conforme ditado pelos dentes adjacentes e pela oclusão.

Em geral, não há necessidade de gravar o dente preparado ou de utilizar qualquer tipo de agente de ligação para manter o laminado temporário de resina composta no sítio. No entanto, em certas situações, pode ser necessário efetuar o condicionamento de uma pequena área no centro da superfície vestibular e utilizar um agente de ligação para melhorar a retenção. É essencial assegurar que a periferia da preparação não é envolvida ou comprometida pela gravação. A faceta provisória é removida, arrancando-a do dente ou lixando-a com uma peça de mão de alta velocidade e uma pedra de diamante até se obter esmalte fresco. A quantidade extra de esmalte removida é inconsequente e facilmente compensada pelo agente de cimentação de resina composta.[31]

2. **Faceta Direta de Resina Composta Utilizando Matriz Vacuform**: Nesta técnica, a matriz vacuform é feita sobre um molde de gesso pré-operatório da boca do paciente. Separe a matriz vacuform transparente do molde e apare-a.

Preencher a face vestibular do vacuform com uma resina composta fotopolimerizável e manipular todo o complexo suavemente sobre os dentes preparados do paciente.

A área que foi cortada da margem gengival permite a manipulação da resina macia não curada na forma correta, de modo a não colidir com os tecidos moles e as áreas interproximais. Em seguida, coloque o compósito com a unidade de fotopolimerização adequada e retire o vacuform dos dentes, deixando a resina composta no local. Apare e modele-a para atuar como faceta provisória, utilizando brocas de acabamento e discos de polimento.[71]

3. **Faceta Acrílica Direta**: Nesta técnica, em vez de utilizar resina composta, a resina acrílica autopolimerizável de metacrilato de metilo é misturada e introduzida nos aspectos vestibulares da vacuforma, deixando-se atingir a fase "pastosa" da polimerização.

Uma vez na fase de massa, manipular o vacuform em posição sobre os dentes preparados, que foram lubrificados para facilitar a remoção. Removê-las dos dentes e levá-las para o laboratório onde podem ser aparadas e polidas, tendo o máximo cuidado para não as fraturar. Pode cimentá-las com um sistema de cimentação de resina composta laminada, tendo o cuidado de remover o excesso extrudido antes da fotopolimerização, ou deixá-las como provisório amovível.[71]

4. **Faceta Indireta de Resina Composta / Resina Acrílica**: Estas facetas temporárias são fabricadas no laboratório num molde dos dentes preparados. Manipular suavemente a matriz e o material para a posição no molde dos dentes preparados e polimerizar. Apare a matriz e faça o polimento neste molde antes de a separar. Colocar no sítio com qualquer sistema de resina composta.

Em geral, é aconselhável selecionar uma cor ligeiramente mais clara do que a desejada pelo paciente. É possível modificar subtilmente a cor utilizando os vários sistemas ce resina composta. É um pouco mais fácil escurecer uma determinada cor do que clareá-la. Por isso, em geral, selecione uma cor que seja mais alta em valor e mais baixa em croma.

A cor final da restauração será o resultado combinado de vários factores, tais como

1. A cor original do dente.

2. A cor selecionada para a porcelana e a quantidade de opacificador adicionada.

3. A cor e a opacidade do agente de cimentação de resina composta.

4. A utilização de modificadores de tonalidade de resina.[71]

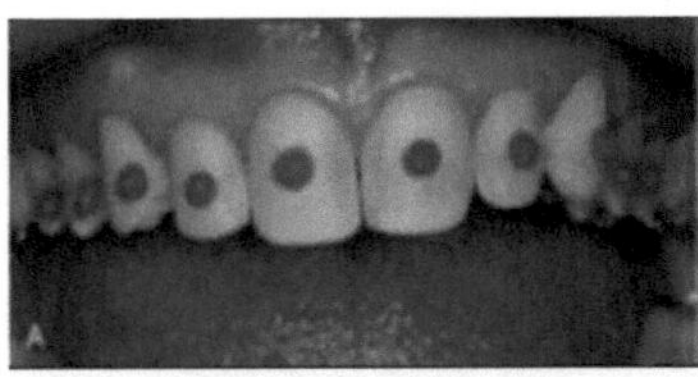

Fig. 6.1a Spot etch for temporary retention   Fig. 6.1b Desensitizer applied

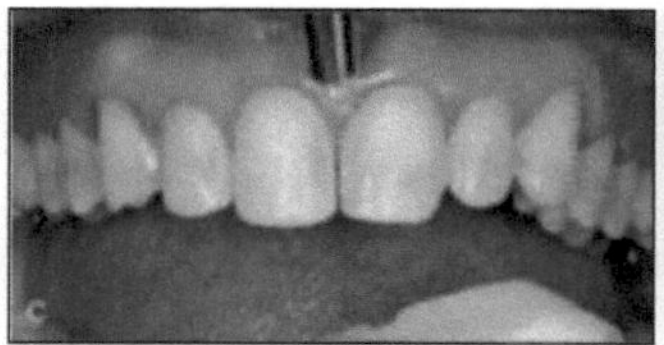

Fig. 6.1c Desensitizer dried

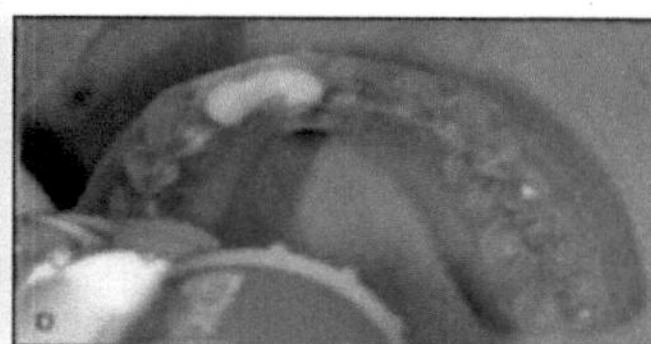

Fig. 6.1d Bis-acrylic material
injected into provisional matrix

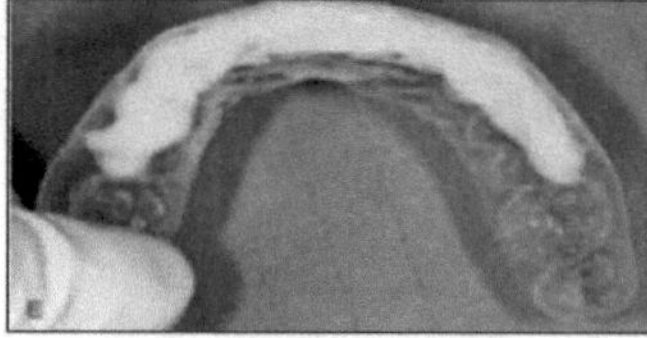

Fig. 6.1e Bis-acrylic material in
provisional matrix

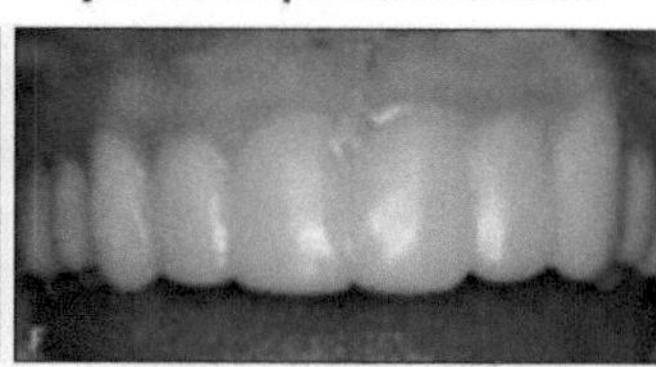

Fig. 6.1f Provisional matrix in place

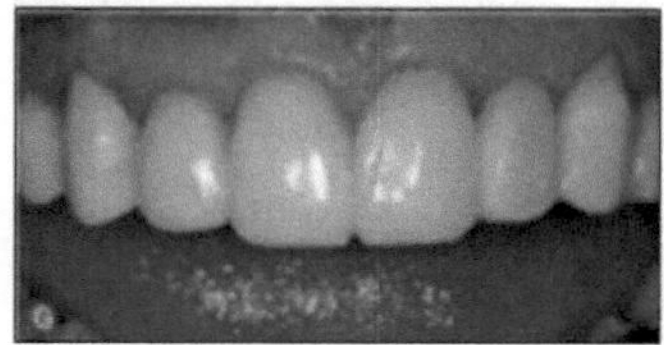

Fig. 6.1g Provisional restorations in place

PROCEDIMENTOS LABORATORIAIS

As diversas técnicas laboratoriais para o fabrico de facetas de porcelana ganharam grande aceitação.

1. A técnica do investimento refratário.

2. A técnica da folha de platina

3. Ambos os métodos, se manuseados judiciosamente, produzirão facetas estéticas clinicamente aceitáveis. Os dois métodos apresentados são técnicas patenteadas.

I. A TÉCNICA DO INVESTIMENTO REFRACTÁRIO[33]

1. **Fabrico de um molde mestre** *(Fig. 5h):* Deve ser escolhido um gesso duro, de acordo com as normas para coroas e pontes, para vazar o modelo de gesso. Antes de verter o modelo de pedra, tratar a impressão com um líquido para reduzir a tensão superficial entre a impressão e a pedra matriz. Isto irá diminuir a ocorrência de bolhas de ar enquanto o modelo de gesso é vazado. Quando a pedra estiver completamente endurecida, soltar o modelo de pedra da impressão e deixar secar e endurecer mais.

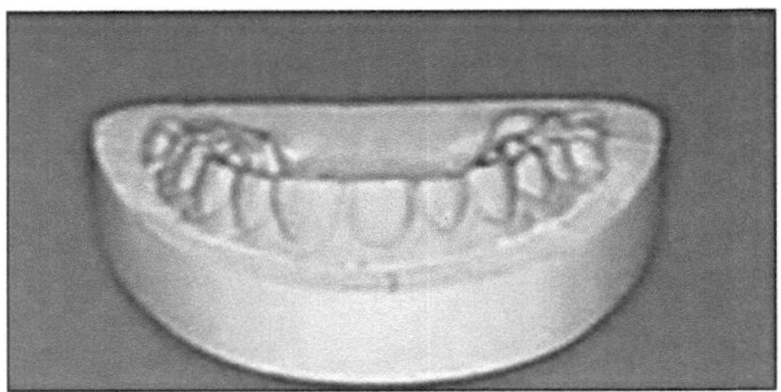

Fig. 6.1h

2. **Aplicação do espaçador de coto**: Aplique cuidadosamente uma camada fina de espaçador de matriz nas superfícies vestibulares dos dentes preparados no molde mestre. Isto irá permitir espaço para a espessura da película da resina de cimentação quando a faceta for colada ao dente. O espaçador deve ser mantido afastado das margens. A aplicação do espaçador pode afetar a resistência ao cisalhamento da faceta laminada de porcelana. **Seok-Hwan Cho et al**[3 4 9] efectuaram um estudo para avaliar as diferenças de resistência ao cisalhamento (SBS) entre o esmalte e o PLV feldspático em função da espessura do espaçador. Verificaram que a aplicação apropriada do espaçador exerce uma influência favorável na SBS da PLV ligada ao compósito. A aplicação de 2 camadas do espaçador proporciona um espaço

adequado para acomodar a espessura do cimento.

3. **Fabrico do modelo refratário** *(Fig. 6.1 i):* Deve ser escolhido um material de revestimento refratário com um coeficiente de expansão térmica semelhante a

do que o da cerâmica utilizada na faceta de porcelana. Se a diferença entre os coeficientes de expansão térmica for demasiado grande entre o material refratário e a cerâmica, existe o risco de uma expansão desproporcionada durante o processamento da porcelana. O resultado será um ajuste inadequado da faceta ao dente ou mesmo a fratura das restaurações. É selecionada uma moldeira plástica descartável para encaixar o molde principal sobre os dentes a revestir.

É efectuado o levantamento do molde mestre para detetar áreas de corte inferior. Estas devem ser bloqueadas nesta altura para permitir a posterior colocação e ajuste da faceta acabada. Antes de fazer a impressão refractária, cubra ligeiramente o molde mestre com um lubrificante à base de silicone. Isto facilitará a remoção fácil do material de moldagem da moldeira. É colocado um material de moldagem elastomérico na moldeira de plástico cortada à medida e, em seguida, é feita uma moldagem das áreas incisais labiais a revestir. O modelo refratário consiste apenas nos dentes que vão ser estratificados e nos dentes adjacentes.

Quando a impressão labial tiver assentado no molde mestre, tanto o molde como a impressão são submergidos em água, onde podem ser mais facilmente separados. A impressão é verificada quanto a quaisquer bolhas de ar ou discrepâncias relevantes. O material refratário é vertido na impressão labial e deixa-se assentar na bancada.

4. **Preparação do modelo refratário**: Quer se utilize um modelo refratário sólido ou cotos refractários separados, cortar a haste do coto apicalmente à margem cervical, aparar a área gengival e eliminar as

papilas interdentárias.

A linha de chegada será então definida de forma clara. Deve ter-se o cuidado de não

abrasão das zonas de contacto.

5. **Desgaseificação do revestimento refratário** *(Fig. 6.1j):* Para evitar a contaminação da cerâmica, os gases amoníacos inerentes ao material refratário devem ser removidos. O procedimento básico é o seguinte:

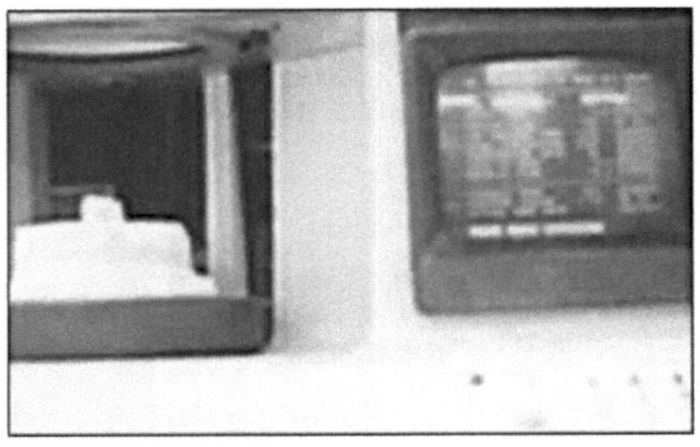

Fig. 6.1j

a) Introduzir o modelo refratário no forno pré-aquecido a baixa temperatura, entre 1.000 oF (540oC) e 1.200oF (650oC), e mergulhá-lo no calor durante 15 a 30 minutos.

b) Em seguida, coloque o modelo sob vácuo e ajuste a temperatura entre 1.900oF (1.040oC) e 1.950oF (1.066oC) com um aumento da taxa de aquecimento de 75oF (25oC) por minuto.

c) Mantenha a temperatura de 1.900oF (1.040oC) a 1.950oF (1.066oC) durante dois a seis minutos.

d) Libertar o vácuo com uma diminuição lenta da temperatura até aproximadamente 540oC (1.000oF).

e) Retirar o modelo refratário (ou as matrizes) do forno e arrefecê-lo na bancada. Após o arrefecimento, o modelo refratário desgaseificado deve ser mergulhado em água destilada durante 2-3 minutos *(Fig. 6.1k)*.

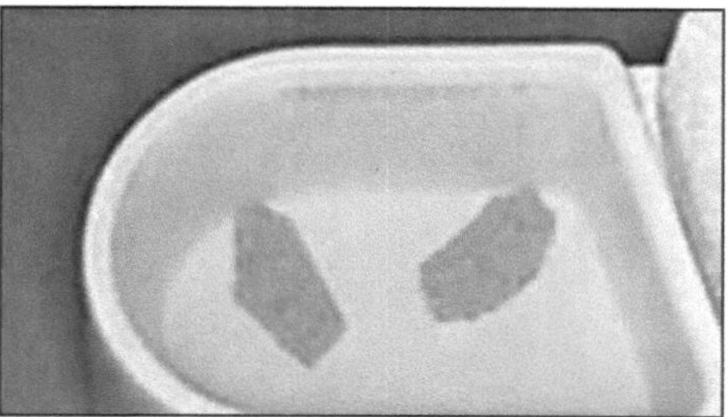

Fig. 6.1k

Manter o modelo húmido para facilitar a aplicação da porcelana. O revestimento refratário não absorve a humidade da mistura de porcelana, pelo que pode ser colocado um selante refratário específico em todas as superfícies de suporte da porcelana e nas zonas marginais.

6. **Aplicação do selante**: O selante deve ser aplicado para além das margens labiais para se obter um bom selamento periférico. Em seguida, queimar o modelo refratário pintado, ou os troquéis, de acordo com o ciclo de queima da porcelana utilizada. A margem pode ser marcada com um lápis de cerâmica. Esta marcação permanecerá visível após a cozedura e ajudará a manter a visão da margem.

7. **Acúmulo de porcelana e queima (Fig. 6.1/ - r)**: Uma camada fina (0,2-0,3 mm) de porcelana é aplicada em toda a extensão da área a ser coberta e ligeiramente para além. Esta camada servirá de base para a faceta. Secar o modelo durante 5 minutos em frente à mufla aberta do forno. Colocar o modelo no forno e aquecê-lo a 985 graus Celsius sob vácuo, com uma subida de 45 graus por minuto. Aos 950 graus, libertar o vácuo e retirar imediatamente o modelo para arrefecer na bancada.

O corpo de porcelana é aplicado em todo o contorno desejado. Segue-se o mesmo ciclo de cozedura, exceto que o vácuo é libertado 35 graus abaixo da temperatura de pico. Uma vez atingida a temperatura máxima, retirar imediatamente o modelo e deixá-lo arrefecer na bancada.

Corrigir as áreas incisais com a adição de porcelana incisal, conforme desejado. A construção final é efectuada para preparar a faceta para a cozedura. Utiliza-se a mesma queima que na segunda cozedura, mas a cinco graus mais baixa.

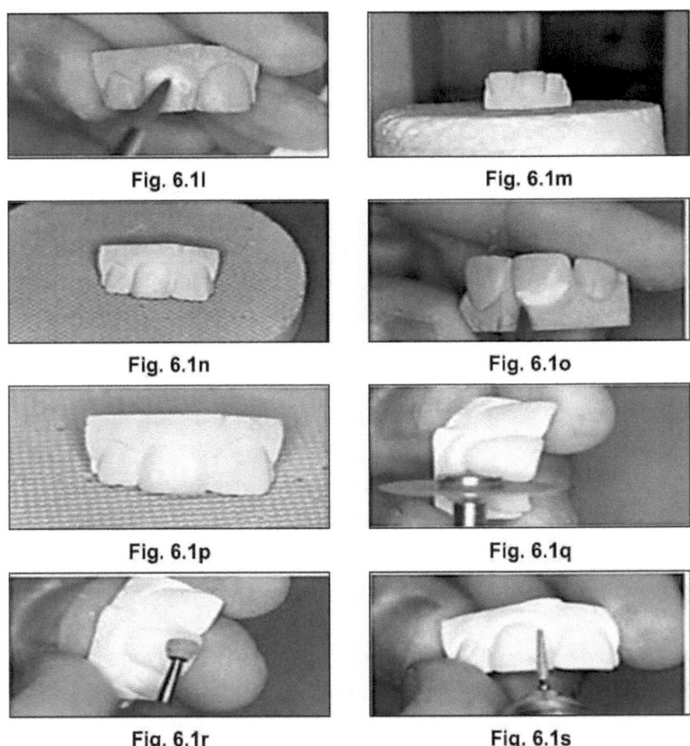

Fig. 6.1l

Fig. 6.1m

Fig. 6.1n

Fig. 6.1o

Fig. 6.1p

Fig. 6.1q

Fig. 6.1r

Fig. 6.1s

8. **Remoção das facetas do modelo refratário** *(Fig. 6.11 - y)* : Depois de as facetas terem sido esmaltadas e arrefecidas na bancada, aparar cuidadosamente o material de revestimento refratário com uma broca adequada. Remover e limpar cuidadosamente os folheados num banho de detergente ultrassónico durante três minutos. Utilizar uma roda de borracha para remover ligeiramente todos os resíduos de porcelana e a extensão excessiva dos bordos antes de voltar a colocar as facetas no

molde mestre para ajuste.

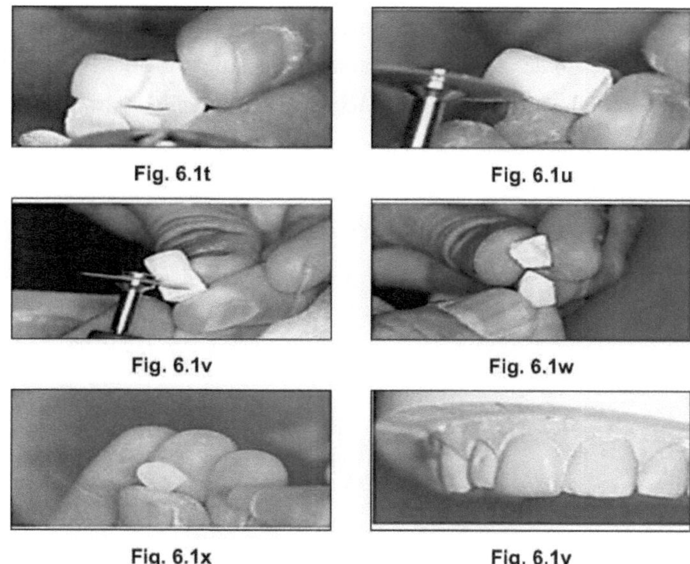

Fig. 6.1t

Fig. 6.1u

Fig. 6.1v

Fig. 6.1w

Fig. 6.1x

Fig. 6.1y

II. <u>TÉCNICA DA FOLHA DE PLATINA</u>[62]

1. **Escolher uma folha**: A folha de platina normalmente utilizada para o revestimento tem uma espessura de 0,001 a 0,00085 polegadas e está normalmente disponível em larguras de 1 1/6 a 1 3/8 polegadas. A folha de platina não só actua como um substrato de superfície para a construção do revestimento, mas também serve para irradiar calor durante a cozedura, levando toda a porcelana a uma maturidade uniforme. Quando a folha de platina é retirada da interface do folheado acabado, a interface terá uma superfície lisa, semelhante a um esmalte, antes de ser gravada e lixada a ar.

2. **Preparação do modelo e do molde (*Fig. 6.2 a a c*)**: Todos os dentes

a serem revestidos, incluindo os dentes adjacentes, são fixados com alfinetes, seccionados e cortados para fazer moldes individuais a partir do modelo mestre. Isto é feito seccionando o molde a partir da base em direção ao bordo incisal, mas parando antes dos pontos de contacto. Uma vez atingida a área de contacto, separar o molde. A área marginal de cada molde é exposta com uma broca redonda #8, cortando a margem gengival num quarto do diâmetro da broca. Cobrir todos os cortes inferiores e falhas de esmalte com uma cera para facilitar a remoção da folha de alumínio.

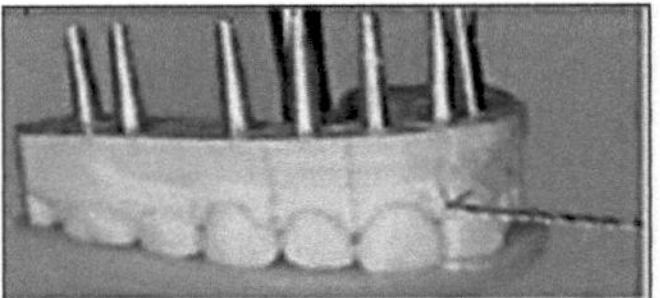

Fig. 6.2a

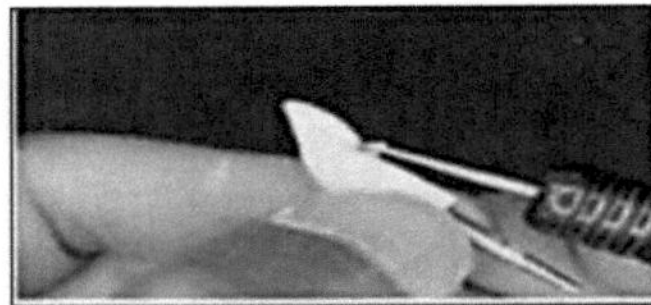

Fig. 6.2b

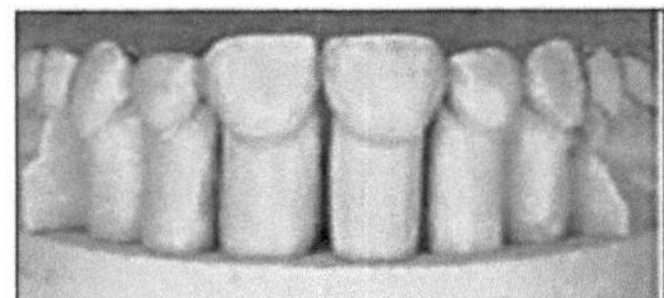

Fig. 6.2c

3. ***Matriz de folha de alumínio (Fig. 6.2d-e):*** *Com* um modelo triangular especificamente concebido para facetar, cortar a folha de alumínio na forma designada. Coloque-a sobre a superfície labial do coto com o vértice a apontar para baixo, formando assim uma porção de torneira que se estende abaixo da margem gengival. Enrolar sistematicamente a folha de alumínio sobre o bordo incisal e nos cortes inferiores das margens gengival e proximal. Utilizando metodicamente um pau de laranjeira, adaptar e brunir a folha de alumínio até obter uma forma de encaixe íntimo. O excesso de folha de alumínio nas superfícies proximais para além das margens deve ser aparado com um bisturi.

Para remover a matriz de alumínio do molde, levantar cuidadosamente a extensão da patilha da superfície gengival em direção à superfície incisal, como se fosse uma dobradiça. Segurar esta matriz de folha de alumínio sobre o bico de Bunsen até ficar com uma cor laranja brilhante, para a descontaminar e recozer. A folha de alumínio descontaminada é então readaptada à matriz.

Misturar e aplicar os tons de porcelana pré-selecionados sobre a folha de platina, seguindo a técnica de acumulação. Cozer a porcelana de acordo com as instruções do fabricante. Em seguida, proceder ao acabamento e à vitrificação.

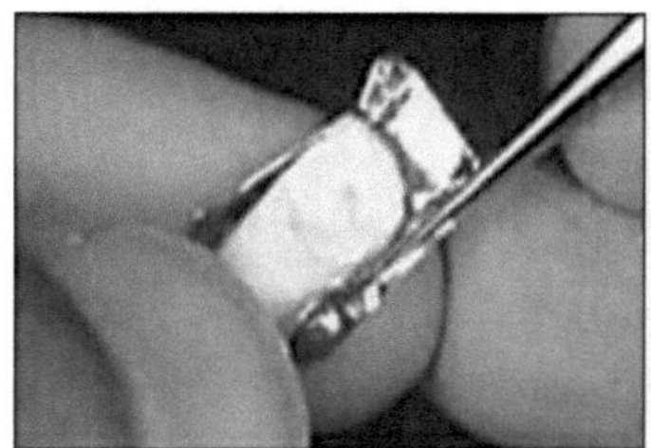
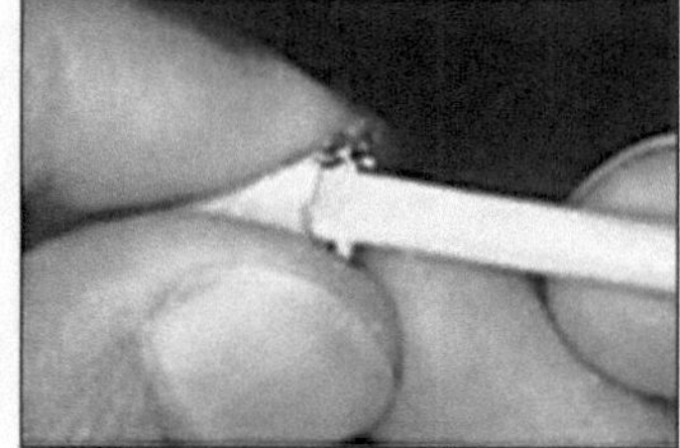

Fig. 6.2d **Fig. 6.2e**

4. **Remoção da folha de alumínio** *(Fig. 6.2 f - g):* Segurando a extremidade da folha de alumínio com a pinça de ponta fina e serrilhada, puxe suavemente a folha de alumínio para fora do folheado. A imersão da folha de alumínio em água reduz a tensão superficial para facilitar a remoção da folha de alumínio. Por fim, a interface do folheado está pronta para ser gravada.

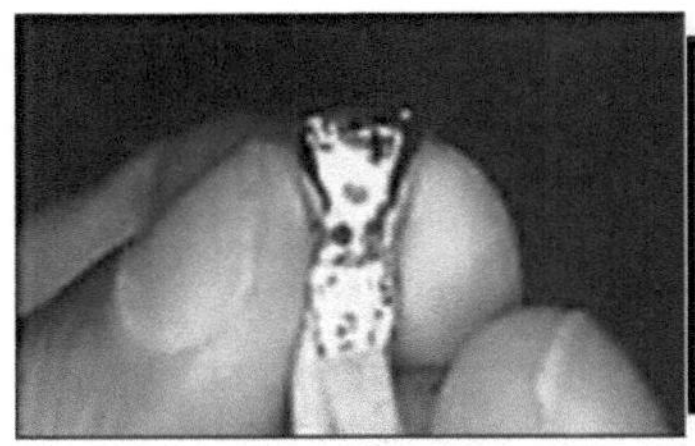 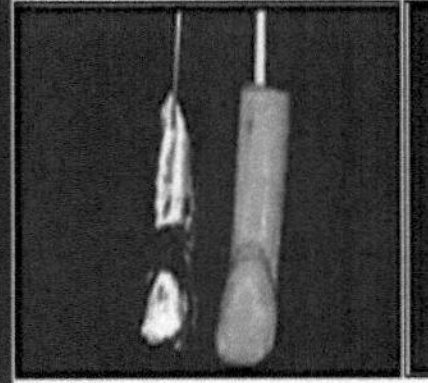 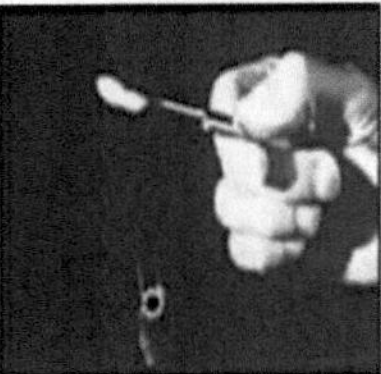

| **Fig. 6.2 f** | **Fig. 6.2 g** | **Fig. 6.2 h** |

5. **Aplicação de porcelana** *(Fig. 6.2i a k)*: Dado que a espessura da porcelana para um revestimento é em média de 0,5 a 0,8 mm, a mistura secará muito rapidamente durante o trabalho. Por conseguinte, deve ser utilizada água destilada ou um meio líquido especial para evitar a perda de humidade da mistura de porcelana durante a aplicação da faceta. A porcelana deve ser condensada depois de a faceta ter sido construída até à sua fase final.

Os resultados estéticos da faceta acabada são melhorados se a mistura de porcelana for aplicada em quatro fases:

1. Thegingivalthird

2. Corpo

3. Incisal e

4. Sombreamento do esmalte (acumulação)

P orcelana que é um tom mais escuro do que o tom geral prescrito deve ser aplicada no terço gengival. De seguida, aplica-se a tonalidade prescrita para a porcelana de corpo, desde a gengiva até ao terço médio e suavizando até ao bordo incisal. A porcelana incisal é então aplicada no comprimento desejado. O restante acúmulo incisal e a sua extensão sobre o bordo incisal são conseguidos através da aplicação de uma fina camada de porcelana de esmalte sobre todo o terço incisal. A porcelana deve ser condensada e contornada de acordo com a forma pretendida e, em seguida, deixada a assentar durante cinco minutos antes da cozedura.

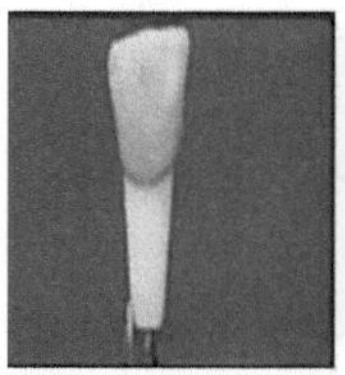 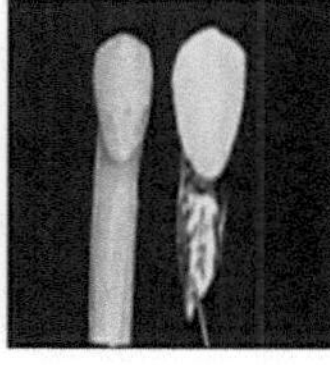 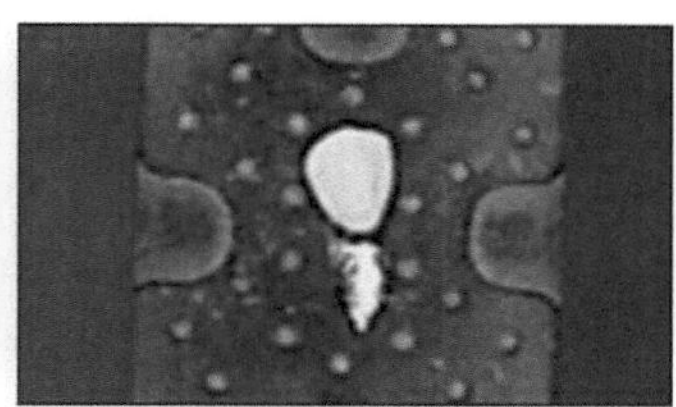

Fig. 6.2i   **Fig. 6.2j**   **Fig. 6.2k**

6. **Acabamento e contorno** *(Fig. 6.2 l - m)* : Os folheados de porcelana devem ser acabados com uma peça de mão de alta velocidade (aproximadamente 150.000 rpm) e diamantes de fricção microfinos (tamanho de grão 15 a 45). Não utilizar granulometrias maiores, pois tendem a lascar o frágil laminado de porcelana. Contorne as áreas faciais utilizando um diamante em forma de chama. As áreas marginais do revestimento são ligeiramente contornadas com discos de lixa (carborundum).

Acabar os bordos incisais com um disco de lixa e redefinir a anatomia facial com uma broca de contorno de diamante fino. A remoção da maior quantidade possível de material refratário é importante para reduzir a quantidade de gases amoníacos residuais durante a queima subsequente durante a vitrificação.

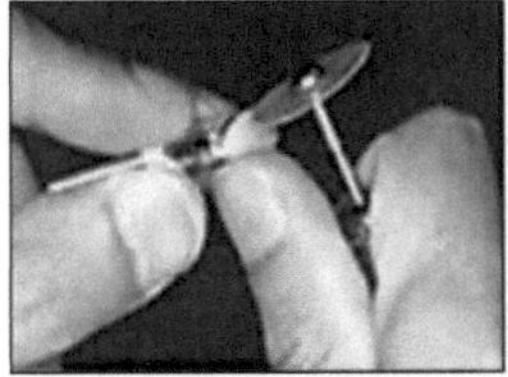

Fig. 6.2l

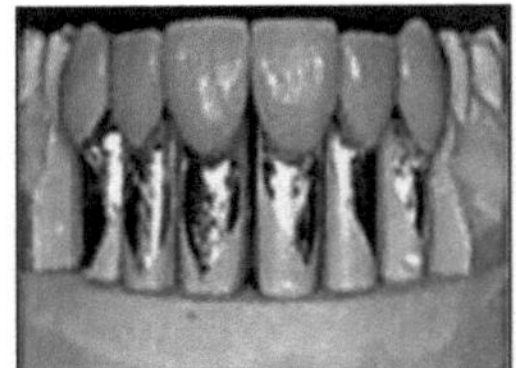

Fig. 6.2m

7. **Esmaltagem** *(Fig. 6.2n):* Uma camada fina de esmalte de fusão de porcelana (1.700oF/927oc) é pintada na superfície da porcelana para selar quaisquer micro porosidades e obter um brilho mais natural. Para adicionar croma às facetas, são aplicados corantes normalmente no terço incisal ou gengival em áreas que requerem uma cor caraterística. Pinte uma mistura de esmalte sobre a superfície labial, aplique os pigmentos e deixe-os secar. A faceta é depois cozida até obter o esmalte de superfície pretendido.

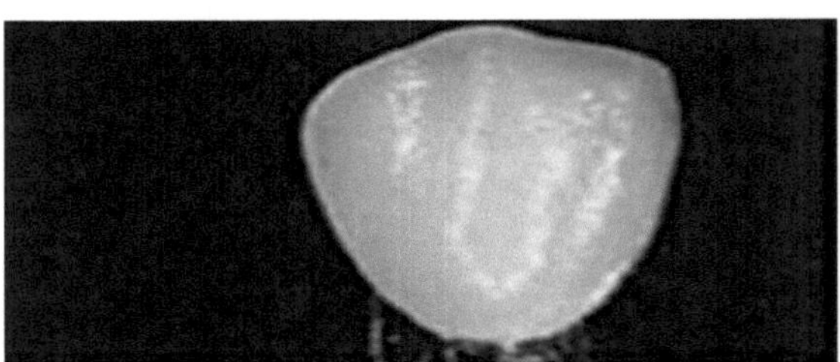

Fig. 6.2n

8. **Ajuste e colocação no modelo mestre** *(Fig. 6.2 o - p):* Na técnica da folha de alumínio, se todos os passos anteriores forem corretamente executados, o ajuste ao modelo mestre ou ao modelo de trabalho deve ser um procedimento de acabamento mínimo. No caso de facetas múltiplas (quer tenham sido utilizados métodos de folha de platina ou refractários), uma faceta do incisivo central é primeiro colocada no modelo mestre e o ajuste é verificado. Remover a primeira faceta e

colocar a faceta adjacente, efectuando quaisquer ajustes necessários.

Depois de todas as facetas terem sido ajustadas individualmente ao molde mestre, utilize uma lâmina ultrafina ou uma tira abrasiva média grossa para aliviar a área de contacto no molde até à altura das papilas interdentárias.

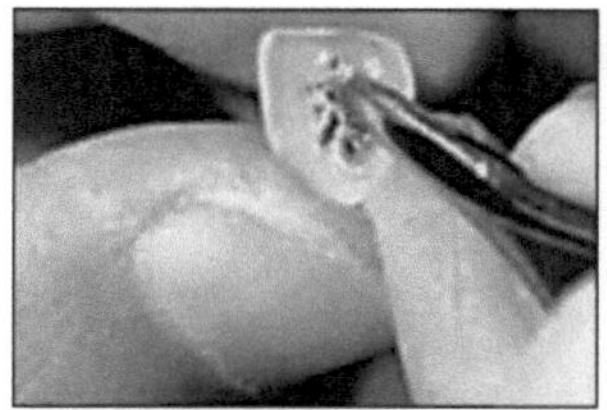

Fig. 6.2o

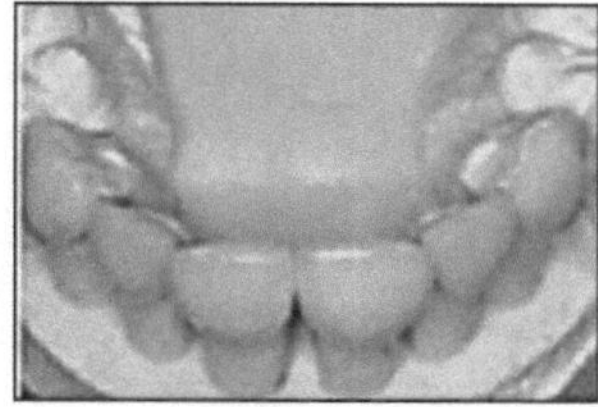

Fig. 6.2p

III.   TÉCNICA DE CERA PERDIDA E PRENSAGEM A QUENTE[78]

1. Preparação do modelo e do molde *(Fig. 6.3a)*

Com uma broca de metal duro em forma de bola, as margens foram expostas e observadas. As linhas de preparação palatinas são coloridas com lápis vermelho.

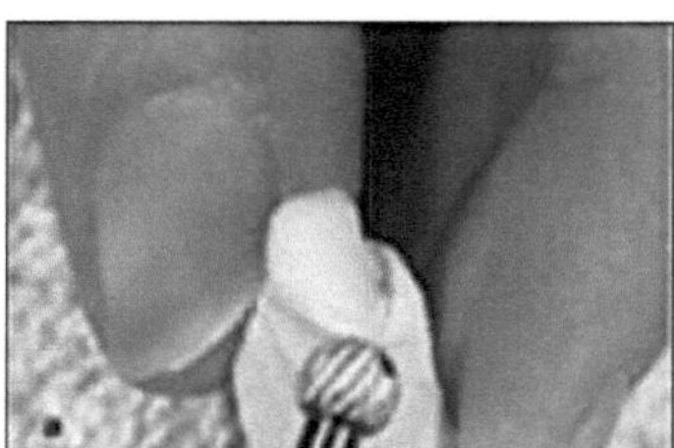

Fig. 6.3a

2. Aplicação do *espaçador* de matriz *(Fig. 6.3b)*

A aplicação do espaçador é um passo crítico. A quantidade correta de espaçador, juntamente com a concentração do líquido de revestimento, determinará a precisão do encaixe. De acordo com as instruções, a espessura da camada de espaçador deve situar-se entre 9 e 11 micrómetros. No entanto, a forma da preparação e a geometria devem ser respeitadas, adicionando ou reduzindo a quantidade de espaçador.

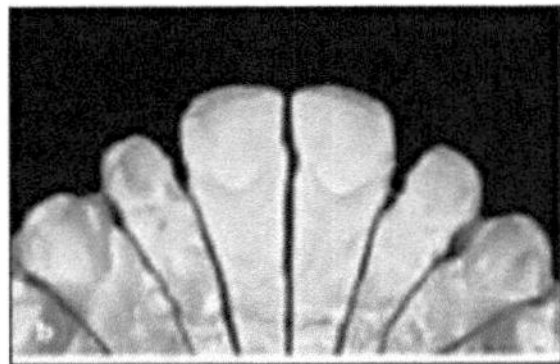
Fig. 6.3b

3. Modelação dos *núcleos* laminados *(Fig.6.3c)*

O núcleo tem uma espessura mínima de 0,8 mm e a área incisal é harmonizada com o resultado final esperado, em termos de volume e extensão vertical. Nesta fase, a adaptação marginal deve ser absolutamente exacta.

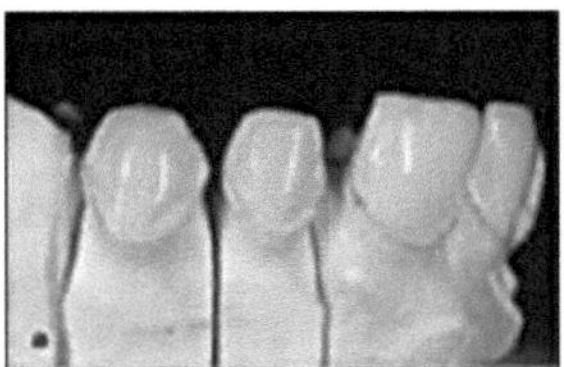
Fig. 6.3c

4. Enchimento e revestimento *(Fig. 6.3d)*

Os núcleos laminados são colocados na base da mufla. Para criar uma direção de fluxo fácil da cerâmica prensável, os ângulos dos sprues têm de ser colocados corretamente. (Observar um ângulo de 45 a 60°) Os pontos de fixação dos sprues devem ser arredondados. O revestimento é efectuado com um material de revestimento ligado a fosfato. Para o efeito, é utilizado o anel de silicone correspondente com o calibre de anel correspondente.

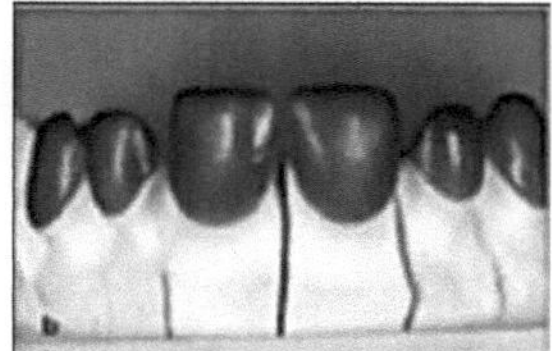

Fig. 6.3d

5. Pré-aquecimento *(Fig.6.3e)*

Após o tempo de presa estipulado para o respetivo material de
revestimento, o anel de revestimento é preparado para o pré-
aquecimento, como segue: Remover o anel calibrador e a base do anel,
com um movimento giratório. Empurrar cuidadosamente o anel de
revestimento para fora do anel de silicone IPS. Remover os pontos
ásperos da superfície inferior do anel de revestimento com uma faca de
gesso e verificar o ângulo de 90°. Os resíduos de material de
revestimento não devem entrar nos sprues. Se necessário, soprar para
dentro dos sprues

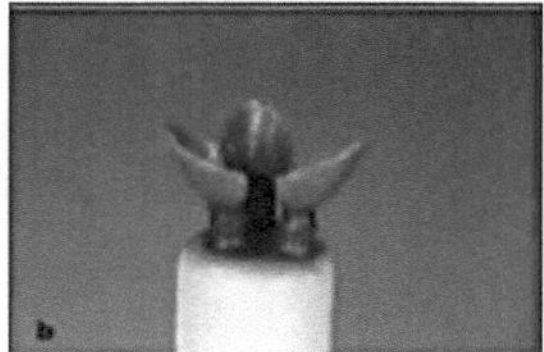

Fig. 6.3e

6. Pressionar *(Fig. 6.3 f -g)*

Os lingotes de cerâmica fria são prensados no anel de revestimento
quente. Depois disso, o anel de revestimento acabado a quente é
colocado no forno de prensagem a quente. Após o fim do programa de
prensagem, o anel de revestimento quente é retirado do forno com as

pinças de revestimento e colocado numa grelha de arrefecimento de malha larga, onde é deixado a arrefecer até à temperatura ambiente.

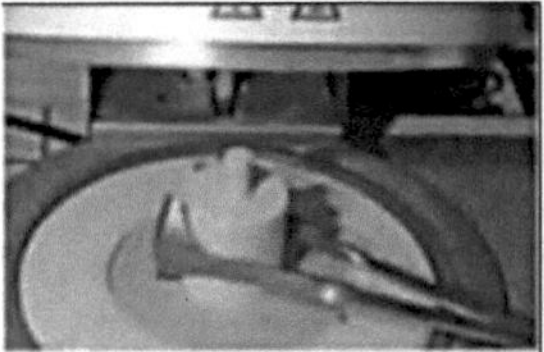

Fig. 6.3f

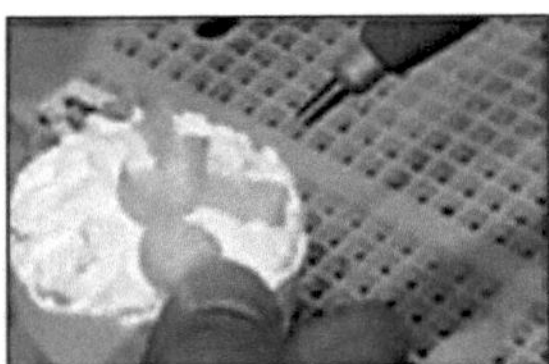

Fig. 6.3g

7. Desinvestimento (Fig. 6.3h)

Após o arrefecimento até à temperatura ambiente (cerca de 60 minutos), o anel de revestimento pode apresentar fissuras. Estas fissuras desenvolvem-se durante o arrefecimento como resultado dos diferentes CET dos vários materiais. Não comprometem o resultado da prensagem. A estrutura é então recuperada através de jato de areia sobre o revestimento.

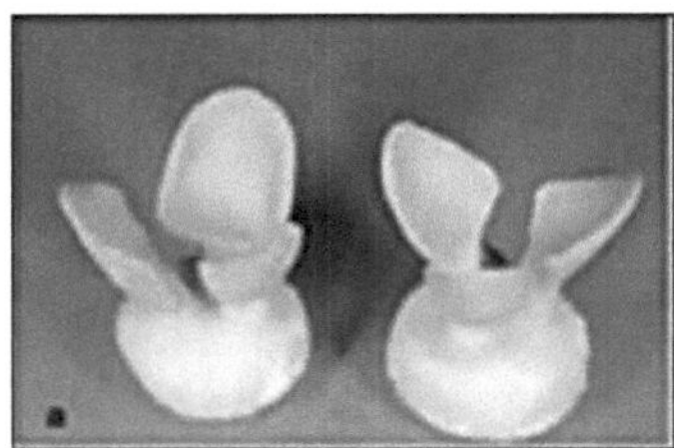

Fig. 6.3h

8. Acabamento*(F/g.6.3/)*

Os sprues são cortados com um disco de diamante fino. Para garantir que não há sobreaquecimento durante o processamento, pode ser utilizada uma esponja húmida. Com silicones abrasivos, as ligações finais dos jitos são eliminadas. Para remover as superfícies de reação, os laminados são colocados durante 10-20 minutos no líquido invex (>1% HF / >1% ácido sulfúrico). As superfícies serão novamente jactadas com areia.

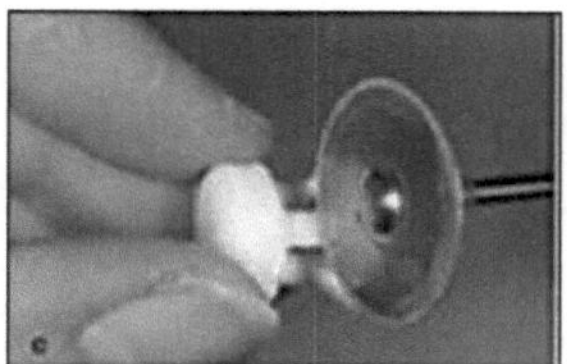

Fig. 6.3i

9. Camadas de cerâmica *(F/g. 6.3j)*

A restauração é coberta com uma fina camada de cerâmica. Este
processo de cozedura é designado por cozedura de base - assegura
uma interface completa e homogénea entre a estrutura e a cerâmica.
Uma camada adicional, muito fina, é cozida com corantes misturados
com cerâmica. Isto aumenta a vitalidade. O índice de silicone obtido
durante o enceramento é depois utilizado como ferramenta de
comparação durante a aplicação da cerâmica. O corte incisal é
efectuado para dar espaço à aplicação de pós de efeito e para dar mais
vida e individualidade. Com cortes muito precisos e irregulares na zona
incisal, o carácter individual é modelado passo a passo, até se atingir a
forma final.

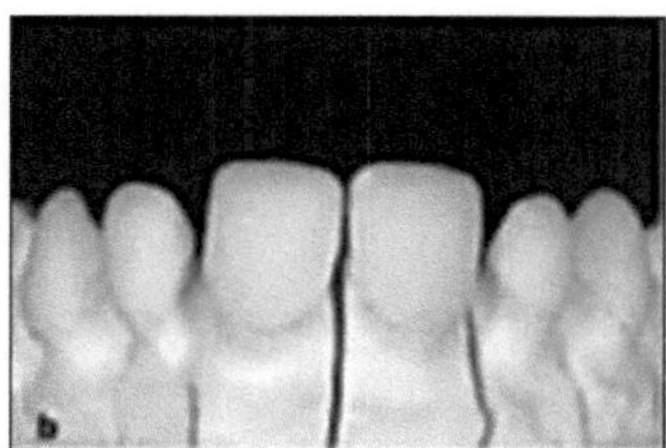

Fig. 6.3j

10. *FiringfF/g. 6.3k-l)*

Os laminados finais modelados no modelo mestre estão agora prontos para serem processados; a dimensão é ligeiramente aumentada para compensar a contração. As restaurações anteriores são colocadas na almofada de queima. Recomenda-se, nesta fase, um mínimo de nove minutos de pré-aquecimento a uma temperatura baixa. Durante a modelagem, a cerâmica deve ser seca e mantida sempre em consistência plástica. Após a cozedura, as superfícies têm um aspeto ligeiramente brilhante. A queima insuficiente ou excessiva dos laminados teria um efeito negativo e reduziria consideravelmente o resultado estético.

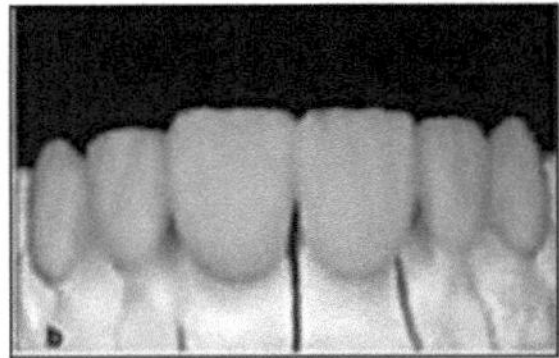
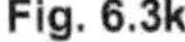

Fig. 6.3k

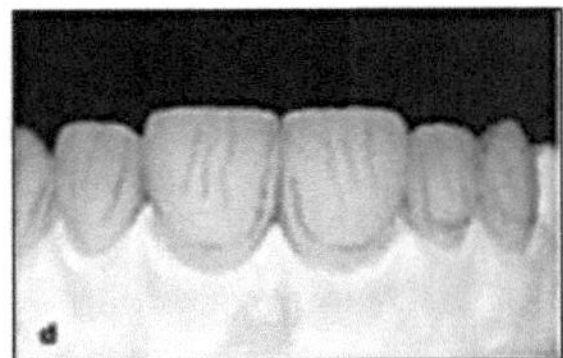

Fig. 6.3l

11.Moldagem, envidraçamento e polimento *(F7g.6.3m-n)*

A moldagem é outro passo muito importante. Analisar a textura da superfície, o ângulo de determinação da luz, o equador, as micro texturas, o comprimento incisal, as abrasões, as extensões aproximadas, tudo isto tem de ser feito de uma forma sistemática e sem compromissos. Depois de efectuada a moldagem, os laminados estão prontos para serem pintados e vidrados. Após o fogo de esmaltagem e coloração, as superfícies são tratadas com ferramentas de polimento de silicone macio para aumentar o brilho nas áreas convexas e expostas aos tecidos, enquanto diminui o brilho nas áreas côncavas.

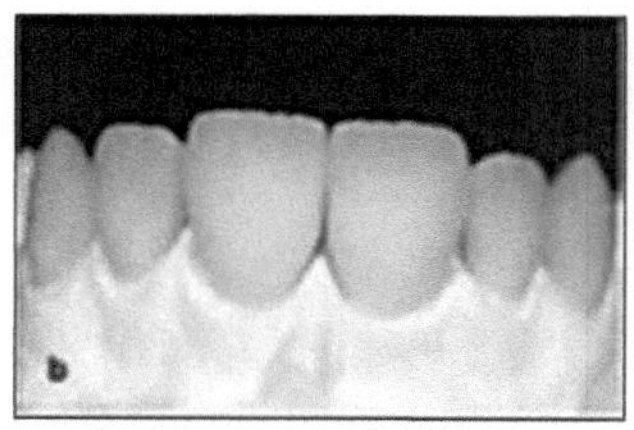
Fig. 6.3m

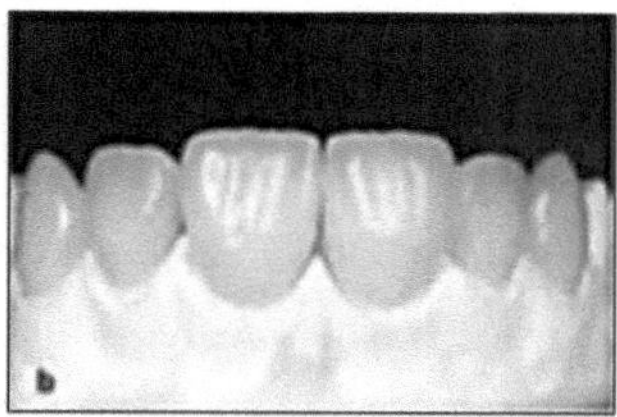
Fig. 6.3n

Gravura:

Colocar a superfície vestibular da faceta sobre uma tira de argila, permitindo que o aspeto interior côncavo da faceta actue como recetáculo. Em seguida, encher a interface da faceta com o gel de condicionamento (por exemplo, ácido fluorídrico a 7,5%) e deixar repousar durante sete a dez minutos. O gel deve ser ocasionalmente escovado até às margens para assegurar o condicionamento nesta área crítica. Diferentes sistemas de porcelana requerem diferentes tempos de condicionamento com diferentes meios de condicionamento. As instruções de cada fabricante devem ser seguidas para obter resultados óptimos. Quando a fase de condicionamento estiver concluída, levante toda a tira de argila por ambos os bordos e submerja completamente as facetas numa solução de 10% de bicarbonato de sódio e água até o ácido estar neutralizado. O gel irá borbulhar e subir à superfície da solução. Retirar o folheado da solução e secar. O ar abrasa a interface até esta ficar livre de resíduos de cerâmica gravados. Limpar as facetas numa solução detergente num banho de ultra-sons durante três minutos cada e secar com uma seringa de ar isenta de óleo ou um jato de ar quente. As facetas completas estão agora prontas para serem coladas.

Capítulo 7: PROCEDIMENTO DE TESTE E COLOCAÇÃO

Sahvish Lateef, Manmohit Singh, Pratik Gupta

Antes da cimentação final das facetas de porcelana,[70] é importante passar por uma fase de prova, que é um processo de três fases: A adaptação íntima de cada laminado de porcelana individual à superfície dentária preparada deve ser verificada. O ajuste coletivo e a relação de um laminado com outro e os pontos de contacto têm de ser avaliados. A cor tem de ser avaliada e, se necessário, modificada.

Fase 1: Verificar o ajuste individual:

Limpar os dentes com uma pasta de farinha fina de pedra-pomes que não contenha óleo ou flúor. O doente deve estar em posição supina ou horizontal, de modo a que a face vestibular dos dentes a revestir possa ficar horizontal ou paralela ao chão, para ajudar a evitar que as facetas se soltem. Selecione a faceta mais distal e experimente-a no respetivo dente. Se a faceta não encaixar imediatamente na posição correta, não a force. Verifique se existe algum corte inferior e impacto no ponto de contacto e utilize diamante microfino sob ampliação para o ajustar até assentar facilmente. Uma gota de glicerina colocada na superfície gravada pode facilitar a adesão da faceta à superfície do dente. Experimente cada um dos laminados individualmente e verifique as margens.

Fase 2: Prova de ajuste coletivo: Os contactos interproximais devem agora ser confirmados, experimentando todos os laminados em conjunto. Ajuste qualquer contacto que esteja demasiado apertado. Todas as facetas devem encaixar passivamente no sítio.

Etapa 3: Verificação da cor: Coloque um laminado em posição com glicerina e depois compare-o com a tabela de cores selecionada pelo paciente. Se o laminado parecer mais escuro do que a escala de cores, então deve ser selecionada uma resina composta de cor mais clara para modificar o efeito de escurecimento do dente subjacente. Por outro lado, se o laminado parecer mais claro do que a escala de cores, é necessária uma resina composta mais escura. O passo seguinte envolve a utilização de pastas de prova de cor para avaliar a aceitação da cor por parte do paciente.

Exner Victer Herbert[25] afirmou que o dentista deve optar por uma cor mais clara e translúcida, que pode ser modificada antes da cimentação final.

Verificação da cor da resina composta: O agente de cimentação de resina composta fotopolimerizável pode ser colocado sobre a faceta e a faceta é recolocada no dente preparado. O excesso de resina é removido com um explorador e a cor "final" tornar-se-á evidente. Se o paciente ainda estiver insatisfeito, pode ser experimentada uma faceta adjacente com uma tonalidade mais clara ou mais escura e, à sua maneira, é efectuada uma verificação da tonalidade para determinar a cor esteticamente mais agradável para o paciente.

Opacificação, caraterização e coloração: A cor do laminado deve ser inerente à porcelana. No entanto, devido à sua extrema finura, o revestimento pode ser caracterizado na sua superfície interna através da utilização de vários kits de caraterização de cores de resina composta. A faceta é gravada, silanizada e a resina colorida é pintada sobre esta superfície gravada. As facetas podem então ser experimentadas e, se a cor for satisfatória, a coloração da resina pode ser curada sobre as facetas em camadas muito finas. Uma espessura demasiado grande impedirá a colocação correta. As facetas são então cimentadas em posição com a resina composta habitual, que não se mistura nem mancha os corantes curados.

Agentes de colagem: Embora estejam disponíveis sistemas fotopolimerizáveis e sistemas quimicamente activados, as vantagens oferecidas pelo sistema fotopolimerizável fazem dele uma escolha considaravelmente melhor. O facto de o sistema curar apenas quando exposto à luz facilita a realização de ensaios, modificações e uma verificação da cor com o material escolhido antes do assentamento final. Também facilita a remoção do excesso grosseiro de resina composta enquanto ainda está mole, antes da polimerização, permitindo assim um polimento final mais fácil e o corte das margens. No caso de facetas muito opacas ou espessas, é essencial utilizar o sistema de polimerização dupla, no qual um processo de polimerização química é iniciado pela luz.

Caraterísticas desejáveis para o material de cimentação:

- Espessura da película fina, 10 a 20 cm

- Elevada resistência à compressão

- Elevada resistência à tração

- Viscosidade relativamente baixa

- Capacidade de opacidade

- Baixa retração de polimerização

- Estabilidade da cor

Nathanson D. Stangel e C.S. Hsl[14] descobriram que o condicionamento ácido aumenta significativamente a força de ligação e é o principal fator que contribui para as válvulas obtidas. Hekimoglu C., N. Anil e Ilker E[40] afirmaram que o cimento de resina fotopolimerizável é um material adequado para a cimentação de facetas laminadas.

Microfugas:

Tjan H.L. Anthony[21] verificou que existe uma maior fuga na interface dentina-compósito do que no revestimento colado no esmalte.

<u>**PROCEDIMENTO DE COLOCAÇÃO DE** *RÉGUASfF/g.7 a -e)*</u>

1. **Gestão dos tecidos**: Os cordões de retração devem ser colocados no sulco gengival para diminuir o fluxo de fluido crevicular, que interferiria com a adesão e o selamento entre o laminado e o esmalte subjacente; também deslocam o tecido para permitir a visibilidade direta durante a colocação e o acabamento das facetas. Todos estes procedimentos, desde o try-in até à cimentação final, podem ser realizados com o auxílio de anestesia local para o acabamento das margens, que podem ser sulculares e podem ser algo desconfortáveis.

2. **Disposição**: Dispor as facetas limpas e condicionadas na ordem dos respectivos dentes. Todos os instrumentos e materiais necessários (PROCELITE KIT) devem ser montados e dispostos na sequência de utilização correta. Isto evitará qualquer abrandamento durante o procedimento de colagem, o que pode resultar não só numa perda de tempo, mas também numa potencial contaminação das superfícies de esmalte ou de porcelana condicionadas.

3. **Silanização**: Tratar a superfície gravada das facetas com o agente de acoplamento de silano para melhorar as propriedades adesivas da resina. O agente de ligação de silano pode ser préactivado e hidrolisado ou pode ter de ser ativado com um ácido. Um silano pré-ativado é pintado sobre a superfície de porcelana gravada e deixado secar durante cerca de um minuto. O excesso de álcool é então suavemente evaporado através da passagem de uma corrente de ar paralela e aproximadamente 15 cm acima da superfície do laminado, o que deixará um revestimento de silano seco.

4. **Ativação do esmalte**: Limpar os dentes com uma pasta de pedra-pomes fina e água, utilizando uma taça de borracha e/ou uma escova, para remover todos os vestígios de glicoprotiens salivares e resinas compostas anteriores do try-in. A pedra-pomes não deve conter flúor ou

óleos. Lavar e secar os dentes ao ar livre.

5. **Isolamento**: Isolar os dentes com afastadores de bochechas e rolos de algodão. Pode ser colocado um pedaço quadrado de gaze de 2 polegadas sobre a garganta para diminuir ainda mais a contaminação por humidade. Colocar um ejetor de saliva perto da parte posterior da garganta para diminuir ainda mais a contaminação por humidade.

6. **Condicionamento do esmalte**: O dente é isolado em ambos os lados através da colocação de tiras de mylar ou de uma banda de matriz mesialmente e distalmente. O dente é condicionado com uma solução de ácido fosfórico a 30% a 37% durante 15 a 20 segundos. O condicionador deve alcançar a periferia do preparo, onde o selamento é altamente crítico para o sucesso da restauração a longo prazo. A deslocação da gengiva é importante para expor esta margem e evitar a contaminação. O material de condicionamento (gel ou líquido) é lavado das superfícies de esmalte com grandes quantidades de água durante 30 segundos.

   Não deixar o doente enxaguar ou de qualquer forma contaminar esta superfície de esmalte gravado com saliva. Se isto acontecer, a superfície deve ser novamente gravada durante dez segundos, lavada e seca novamente para voltar a desenvolver uma superfície de esmalte reactiva.

7. **Aplicação do agente de ligação dentária**: Isolar novamente a superfície dentária gravada subjacente com tiras de matriz e revesti-la com agente de ligação dentária de esmalte combinado do tipo ativado por luz, que é suavemente disperso pelo ar numa camada fina e uniforme. Todo o excesso de agente de ligação deve ser cuidadosamente soprado para o lado. Fotopolimerizar esta camada uniformemente dispersa para selar a superfície do dente.

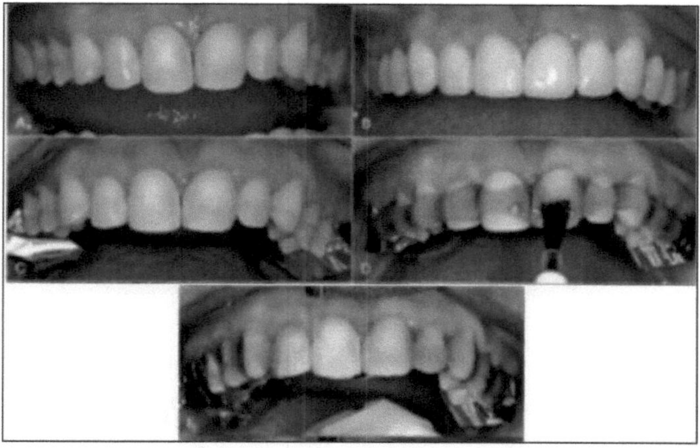

Fig. 7 a – e

De seguida, cubra o aspeto interno do laminado (que foi silanizado) com um líquido de ligação de resina não preenchido, sopre-o até obter uma camada fina, mas não o fotopolimerize. Colocar o agente de cimentação de resina composta sobre o laminado, utilizando uma seringa, e aplicar o material no centro para que se espalhe lateralmente, sem prender bolhas de ar.

8. **Sequência de assentamento**: Sequência de assentamento num caso de várias unidades Comece com os dois incisivos centrais. Os dois incisivos laterais são depois cimentados, um de cada vez, para acomodar quaisquer discrepâncias no ajuste geral. Existem muitas opiniões sobre a sequência de cimentação das restantes facetas.

9. **Colocação**: Rodar a faceta sobre a superfície vestibular do dente e, em seguida, manipulá-la suavemente até que o contacto seja feito na região da linha de acabamento gengival. O movimento deve ser um movimento suave de balanço ou "pulsação" que permita que o excesso de material saia lentamente de todos os lados da faceta. O excesso grosseiro pode

ser removido com um pincel firme e pontiagudo ou com uma cureta. A passagem da faceta sobre o bordo incisal pode limpar o aspeto interno da faceta da resina composta, deixando um vazio. Isto pode ser evitado rodando a faceta sobre o bordo incisal até à sua colocação. Segure o laminado firmemente na posição para evitar o "suck-back" e inicie o processo de polimerização com a unidade de luz.

Durante o processo de polimerização, é essencial manter a estabilidade completa da relação entre a faceta e o dente subjacente. O processo de polimerização é concluído com a polimerização das várias áreas da faceta durante, pelo menos, dois minutos cada. Este tempo extra é importante devido ao facto de a luz ter de atravessar a porcelana para atingir a resina composta subjacente. *(Fig. 7 f -j)*

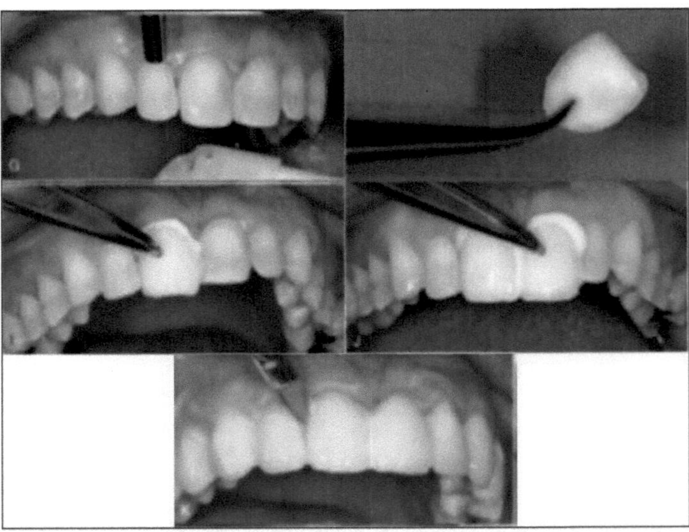

Fig. 7 f – j

10.Cura: Quanto maior for o tempo de exposição da resina, maior será a percentagem de cura. Ângulo de contacto: A luz deve entrar em contacto com a resina em ângulos rectos em relação à sua superfície e não num ângulo oblíquo para obter a máxima eficácia. Tonalidade da resina: Aparentemente, os tons mais escuros da resina e as resinas com maior quantidade de opacificadores necessitam de um maior tempo de cura.[77]

Composição da resina composta: A formação exacta varia de resina para resina e dentro das categorias específicas de microfill até aos híbridos e tipos de macrofill. Existe também uma variação no grau de cura quando exposto à mesma quantidade de luz.

Distância: A distância da fonte de luz à superfície da resina composta nunca deve ser superior a 1 mm.

Os novos avanços incluem a utilização de um laser suave para curar mais rápida e completamente o material de cimentação de resina composta, aumentando assim a resistência final das facetas. *(Fig. 7 k - 1)*

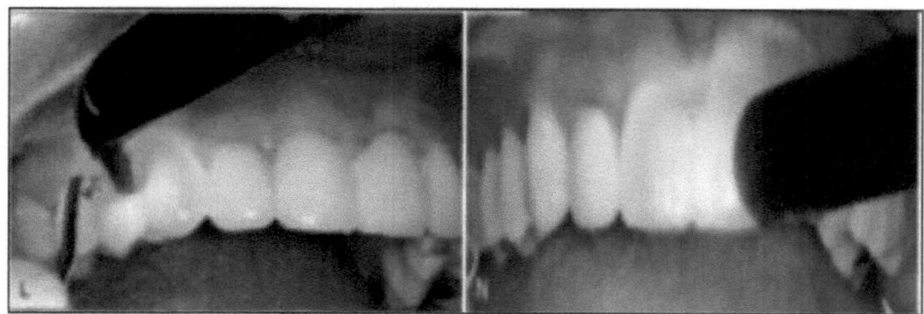

Fig. 7 k – l

11.Acabamento: Após a polimerização completa, retire qualquer excesso de resina composta com um escultor interproximal de carboneto ou uma faca de folha de ouro. O polimento da faceta é efectuado com pontas de polimento de cerâmica e, em seguida, com uma pasta impregnada de pó de diamante com uma taça de borracha sem membrana. Deslocar o bordo da taça de borracha para cima, por baixo da margem gengival livre, para dar um brilho elevado à junção entre a faceta, a resina e o dente, assegurando que esta área não se torna um depósito de placa microbiana. Este último

O polimento pode demorar cinco minutos ou mais por dente. A área interproximal deve ser polida com tiras de acabamento em resina composta. Verificar os contactos interproximais para ver se o fio dental passa suavemente sem ficar preso ou rasgado.

Acabamento lingual e equilibração oclusal: Faça o acabamento do aspeto lingual da interface faceta/esmalte com um diamante em forma de bola de futebol para remover o excesso de resina. Polir mais uma vez com o pó de diamante numa taça de borracha rotativa e com membranas ou numa roda de polimento de cerâmica. As áreas de contacto são limpas com metal e depois com tiras de polimento de resina composta e verificadas com fio dentário. *(Fig. 7 m - p)*

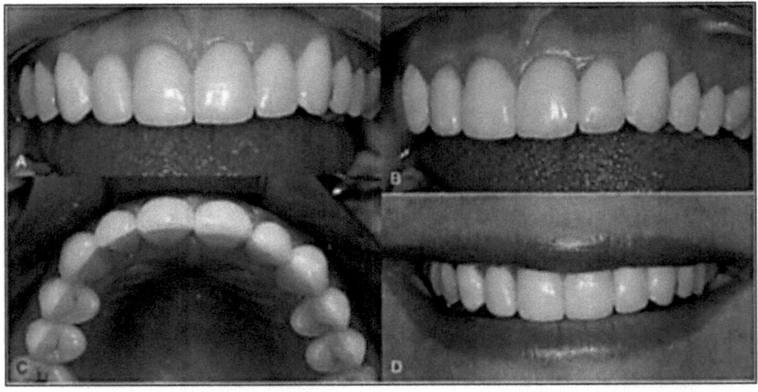

Fig. 7 m - p

12. Avaliação oclusal: O último passo na consulta de colocação do laminado é verificar a oclusão e assegurar que as facetas não entram em contacto excessivo com a arcada oposta em quaisquer movimentos excursivos da mandíbula. Seria ideal distribuir a carga durante os movimentos excursivos da mandíbula pelo maior número possível de dentes, de modo a que uma extensão de faceta de porcelana não seja responsável por suportar toda a carga. Um protetor noturno é um complemento útil para evitar estes problemas durante o sono

13. Contorno cosmético: Após vários dias (para assegurar a polimerização completa da resina), a faceta pode ainda ser refinada com diamantes finos para obter uma harmonia estética. A faceta colada é, nesta fase, extremamente forte e facilmente passível de contorno cosmético. A faceta de porcelana sem suporte nunca deve ser contornada até a colagem estar concluída. O contorno é efectuado com diamantes microfinos e finalizado com os discos de polimento de porcelana e/ou pasta de polimento diamantada.[77]

<u>**INSTRUÇÕES PARA OS PACIENTES**</u>

1. O processo de colagem de resina demora, pelo menos, 72 horas a curar na sua totalidade. Durante este período, deve evitar quaisquer alimentos duros e manter uma dieta relativamente suave. Os extremos de temperatura (quente ou frio) também devem ser evitados. O álcool e alguns elixires medicinais têm o potencial de afetar o material de ligação de resina durante esta fase inicial e não devem ser utilizados.

2. **Manutenção**: As limpezas de rotina são obrigatórias, pelo menos de quatro em quatro meses, com um higienista, que deve evitar a utilização de um raspador ultrassónico e dos sistemas de abrasão a ar. Utilizar uma escova de dentes macia com cerdas arredondadas e usar o fio dental como se faz com os dentes naturais. Se a limpeza diária da placa bacteriana for um problema, utilize um dispositivo mecânico de remoção

de placa bacteriana, porque a manutenção destas restaurações sem placa bacteriana é essencial para a sua longevidade e para a saúde dos seus dentes e tecidos de suporte. Utilize uma pasta de dentes menos abrasiva e que não seja altamente fluoretada. Embora os laminados sejam resistentes, evite forças de mordedura excessivas e padrões de hábitos: roer unhas, mastigar lápis, etc. Evitar morder rebuçados duros, mastigar gelo, etc. Utilize um protetor bucal em acrílico macio quando estiver envolvido em qualquer forma de apoio de contacto.

3. **Bochechos**: Os elixires bucais fluoretados acidulados podem danificar o acabamento da superfície dos laminados, pelo que não devem ser evitados. Os elixires bucais antiplaca de clorexidina podem manchar os laminados, mas a mancha pode ser facilmente removida por um higienista.

Capítulo 8: SISTEMAS DE LAMINADOS CERÂMICOS

Sahvish Lateef, Manmeet Gulati, Pratik Gupta

A cerâmica de vidro foi inventada em 1957 e foi aplicada pela primeira vez na medicina dentária em 1968 6[.5]

CONSIDERAÇÃO MATERIAL:

A vitrocerâmica é uma microestrutura não porosa, homogénea, cujo tamanho uniforme resulta do crescimento controlado de cristais no interior de uma matriz amorfa de vidro. Um agente nucleante actua como ponto de partida para o crescimento controlado de cristais através de um processo de calor regulado chamado "cremação". O tipo de cristal crescido e a extensão do seu crescimento determinam as propriedades da vitrocerâmica.[65]

Existem dois sistemas distintos de laminados cerâmicos fundidos:

1. Cerâmica fundível (Dicor, Dentsply/York Div., York, Pa)

2. Apatite fundível (CeraPearl, Kyocera InternationalJapan)

REDUÇÃO DO ESMALTE:

A redução de esmalte necessária para os laminados cerâmicos fundidos Dicor e Cera Pearl é ligeiramente maior do que para as formas convencionais cozidas (ou seja, 0,6 a 1 mm em vez de 0,3 a 0,5 mm).

PROCEDIMENTOS LABORATORIAIS:

Os dois sistemas são notavelmente semelhantes, apesar do facto de o procedimento e os materiais serem muito diferentes. Em ambos, os padrões de cera são produzidos num sistema convencional de fundição e matriz. A cera é moldada para reproduzir a forma estética harmoniosa do dente desejado. Estes moldes são acabados na sua totalidade, removidos, vazados e investidos nos respectivos tipos de cadinhos, dependendo do tipo de sistema utilizado.

Cada sistema tem o seu próprio armamento particular e, uma vez definido o investimento, o molde é colocado num forno de queima e suavemente aquecido para volatilizar o padrão de cera. Os cadinhos são então corretamente aquecidos à temperatura adequada e colocados nas respectivas máquinas de fundição.

Para o sistema Dicor, o laminado de vidro fundido é retirado do revestimento e colocado no forno de cremação durante 6 horas a 1075 oc; este processo altera a superfície externa do vidro e a estrutura cristalina.

Para o sistema Cera Pearl, todo o molde é transferido para o forno de cristalização e aquecido a 870 C durante uma hora. A cristalização tem lugar, produzindo um molde de cristais de hidroxiapatite. A fundição é então separada do revestimento e limpa, utilizando a técnica convencional de jato de areia com pó de óxido de alumina.

Os laminados de cerâmica fundida podem então ser alisados, polidos e experimentados na boca do paciente.

CARACTERIZAÇÃO:

O sombreado dos laminados Cera Peral é derivado predominantemente de um sistema de resina que transmite a cor por baixo do folheado de hidroxiapatite. Pode ser efectuada alguma alteração da superfície com manchas superficiais.

A superfície externa de um laminado Dicor é sombreada e caracteriza-se por polvilhar o sistema de sombreamento cerâmico Dicor e cozer da forma convencional. Algumas modificações de cor são também derivadas do kit específico de agentes de cimentação activados por luz, que combina uma variedade de tonalidades opacas e translúcidas. O sistema também é fornecido com várias pastas de prova para que a cor final possa ser pré-determinada.

ETCHING: O sistema Cera Pearl utiliza um ácido clorídrico 2N que corrói seletivamente a matriz de vidro. Os cristais de hidroxiapatite são inertes, pelo que o resultado final é uma série de buracos e marcas na superfície tratada, o que promove a aderência mecânica. O laminado Dicor é gravado com 10% de difluoreto de alumínio ou 10% de amónio.

CIMENTAÇÃO: As facetas de cerâmica fundida são compatíveis com a maioria dos agentes de cimentação, mas recomenda-se a utilização de um sistema de cimento de resina ativado por luz que seja de cura dupla.[65]

VANTAGENS:

As facetas Dicor e Cera Perl proporcionam um ajuste particularmente íntimo se o procedimento laboratorial for corretamente executado e são as mais eficazes em situações em que a cor subjacente do dente não necessita de ser alterada de forma demasiado dramática. Podem também funcionar bem no fecho de pequenos espaços interproximais ou pequenos diastemas.

A vantagem predominante destes dois sistemas laminados de cerâmica fundida parece ser os próprios materiais; são menos abrasivos do que as cerâmicas convencionais. O Cera Pearl é, de facto, hidroxiapatite, que é uma substância semelhante à composição do esmalte.

O material Dicor é também menos abrasivo e tem propriedades mais próximas do esmalte natural do dente. É, no entanto, coberto por uma camada de porcelana de sombreamento que altera a natureza abrasiva da superfície. O laminado Dicor também coloca um problema se for necessário efetuar algum contorno cosmético ou outro ajuste, porque o vidro ceramado branco subjacente ficaria exposto.

DESVANTAGENS:

O processo laboratorial necessário é mais lento do que o processo utilizado para fabricar facetas de porcelana. Se for necessário efetuar um contorno na cadeira, a cor e o esmalte da porcelana ficarão comprometidos e será necessário efetuar uma nova coloração. Os dentes com descoloração acentuada não são tão facilmente disfarçados como com a porcelana devido à maior translucidez das facetas de cerâmica fundida. Apesar do custo inicial elevado para equipar um laboratório, a utilização de cerâmica fundida está a aumentar para acompanhar a procura.[65]

Capítulo 9: CEMENTAÇÃO

Sahvish Lateef, Manmohit Singh, Alok Mishr

A cimentação de laminados e facetas é um passo crucial no procedimento de laminados e facetas. Estas finas conchas, normalmente feitas de porcelana ou resina composta, são coladas à superfície frontal dos dentes para melhorar a estética e proporcionar proteção. O processo envolve a seleção do cimento adequado, a preparação da superfície do dente e a colocação e colagem cuidadosas da faceta ou laminado para obter um resultado duradouro e de aspeto natural.

Alguns tipos comuns de cimentos utilizados em laminados e facetas:

1. Cimento de resina: Este tipo de cimento é frequentemente utilizado para facetas porque adere bem tanto à estrutura do dente como ao material da faceta. Pode ser fotopolimerizável ou autopolimerizável.

Algumas vantagens e desvantagens da utilização de cimento de resina para laminados e facetas:

<u>**Vantagens:**</u>

Forte ligação: O cimento de resina forma uma ligação forte tanto com a estrutura dentária como com o material laminado/venoso, assegurando uma restauração duradoura.

Versatilidade: Os cimentos de resina existem em várias tonalidades e translucidez, permitindo a sua personalização de acordo com os dentes naturais do paciente.

Preparação mínima do dente: O cimento de resina requer frequentemente uma preparação mínima do dente, preservando mais da estrutura natural do dente em comparação com outros tipos de cimento.

<u>**Desvantagens:**</u>

Sensibilidade da técnica: Conseguir uma ligação óptima com o cimento de resina requer uma técnica precisa e um manuseamento cuidadoso, o que pode ser um desafio para alguns clínicos.

Custo: O cimento de resina pode ser mais caro do que outros tipos de cimento, aumentando o custo global da restauração.

Contração da polimerização: O cimento resinoso sofre uma contração de polimerização durante o processo de cura, o que pode levar a lacunas marginais e à potencial entrada de bactérias se não for corretamente gerido.

Sensibilidade à humidade: O cimento resinoso pode ser sensível à humidade durante o processo de colagem, necessitando de técnicas de isolamento adequadas para evitar a contaminação e garantir uma colagem bem sucedida.

2. Cimento de ionómero de vidro (CIV): O GIC é popular devido às suas propriedades libertadoras de flúor, que podem ajudar a prevenir as cáries. É normalmente utilizado para a colagem de facetas, especialmente em dentisteria pediátrica.

O cimento de ionómero de vidro (CIV) tem o seu próprio conjunto de vantagens e desvantagens quando utilizado em laminados e facetas:

<u>**Vantagens:**</u>

Propriedades adesivas: O GIC forma uma ligação química com a estrutura dentária, proporcionando uma boa adesão.

Biocompatibilidade: É menos irritante para a polpa em comparação com alguns outros materiais dentários, tornando-o adequado para utilização em facetas e laminados.

Libertação de flúor: O GIC liberta flúor, o que pode ajudar a prevenir a cárie à volta das margens das restaurações.

Facilidade de utilização: O GIC é relativamente fácil de manusear e manipular, o que pode simplificar o trabalho dos profissionais de medicina dentária.

Desvantagens:

Limitações estéticas: O GIC tem uma translucidez limitada e pode descolorir com o tempo, tornando-o menos adequado para restaurações anteriores onde a estética é fundamental.

Pontos fracos: Não é tão forte como outros materiais, como a resina composta ou a porcelana, pelo que pode não ser adequado para áreas de elevado stress ou para pacientes com bruxismo.

Sensibilidade à humidade: O GIC pode ser sensível à humidade durante a colocação, o que pode afetar a sua fixação e longevidade.

Longevidade: Embora tenham sido feitas melhorias, o GIC pode não durar tanto tempo como outros materiais, particularmente em áreas de grande tensão oclusal.

3. **Cimento de fosfato de zinco**: Este cimento tem sido utilizado há décadas em medicina dentária. Proporciona uma boa resistência e durabilidade, tornando-o adequado para a cimentação de facetas.

Algumas vantagens e desvantagens dos laminados e folheados:

Vantagens:

Ligação forte: O cimento de fosfato de zinco proporciona uma ligação forte e duradoura ao esmalte e à dentina, o que é essencial para fixar laminados e facetas no lugar.

Biocompatibilidade: É geralmente bem tolerado pelos tecidos orais, reduzindo o risco de reacções adversas.

Facilidade de Manipulação: Tem um tempo de trabalho relativamente curto, tornando fácil para o dentista manipular e colocar as facetas com precisão.

Custo-efetividade: Em comparação com alguns sistemas adesivos mais recentes, o cimento de fosfato de zinco tende a ser mais económico, o que pode ser vantajoso tanto para os dentistas como para os doentes.

Desvantagens:

Elevada solubilidade: O cimento de fosfato de zinco é propenso a dissolver-se nos fluidos orais ao longo do tempo, o que pode comprometer a longevidade da restauração.

Falta de estética: Não é da cor dos dentes, pelo que qualquer excesso de cimento que fique visível pode prejudicar a estética da restauração.

Propriedades adesivas limitadas: Embora proporcione uma forte ligação mecânica, não se liga quimicamente à estrutura dentária, o que pode levar a fugas marginais e a um aumento do risco de cáries secundárias.

Potencial de sensibilidade: Alguns doentes podem sentir sensibilidade pós-operatória devido à elevada condutividade térmica do cimento de fosfato de zinco.

4. **Cimento de ionómero de vidro modificado por resina (RMGIC):** O RMGIC combina os benefícios dos cimentos de resina e de ionómero de vidro, oferecendo uma resistência e estética melhoradas. É frequentemente preferido para a colagem de facetas em áreas com

elevadas exigências estéticas.

O cimento de ionómero de vidro modificado por resina (RMGIC) tem os seus prós e contras quando utilizado em laminados e facetas:

Vantagens:

Adesão: O RMGIC adere bem à estrutura dentária, proporcionando uma forte adesão para laminados e facetas.

Libertação de flúor: Liberta flúor, que pode ajudar a prevenir a cárie dentária e a fortalecer a estrutura dentária adjacente.

Estética: O RMGIC pode imitar a cor natural do dente, melhorando o resultado estético de laminados e facetas.

Biocompatibilidade: É biocompatível e menos irritante para a polpa em comparação com alguns outros materiais dentários.

Desvantagens:

Resistência limitada: O RMGIC tem uma resistência mecânica inferior à dos materiais à base de resina, o que o torna menos adequado para áreas com elevadas forças oclusais.

Sensibilidade da técnica: O controlo adequado da humidade e a técnica são cruciais para uma colagem bem sucedida, o que pode ser um desafio em alguns casos.

Manchas: O RMGIC pode ser propenso a manchar com o tempo, especialmente em pacientes com hábitos como fumar ou consumir alimentos e bebidas que mancham.

Seleção limitada de cores: Em comparação com os materiais à base de resina, o RMGIC pode ter uma gama mais limitada de cores disponíveis, o que pode limitar as opções estéticas para facetas e laminados.

Capítulo 10: REPARAÇÃO DE REVESTIMENTOS

Manmeet Gulati, Manmohit Singh, Pratik Gupti

As falhas das facetas estéticas ocorrem devido a quebra, descoloração ou desgaste. Deve considerar-se a reparação conservadora das facetas se o exame revelar que o dente e a restauração remanescentes estão sãos. Nem sempre é necessário remover toda a restauração antiga. O material mais comummente utilizado para efetuar reparações é o compósito fotopolimerizável.

Facetas sobre a estrutura dentária: Pequenas áreas lascadas em facetas podem frequentemente ser corrigidas através do recontorno e polimento. Quando uma área considerável está partida, pode normalmente ser reparada se a parte restante for sólida.

No caso das facetas diretas em compósito, as reparações devem, idealmente, ser feitas com o mesmo material que foi utilizado originalmente. Depois de limpar a área e selecionar a cor, o operador deve desbastar a superfície danificada da faceta e/ou do dente com um instrumento diamantado de ponta grossa e arredondada para formar uma margem chanfrada da superfície cavo. Para uma retenção mais positiva, podem ser colocados bloqueios mecânicos no material compósito remanescente com uma pequena broca redonda. É aplicada uma solução de condicionamento ácido para limpar a área preparada, que é depois enxaguada e seca. De seguida, aplica-se um agente de ligação de resina à preparação (compósito e esmalte existentes) e polimeriza-se. O material compósito da cadeira é então adicionado, curado e acabado da forma habitual.

As facetas de compósito processadas indiretamente são reparadas de forma semelhante. No entanto, para reparar facetas de porcelana, deve ser utilizada uma preparação suave de ácido fluorídrico, adequada para utilização intra-oral, para gravar a porcelana fracturada. Os géis de ácido fluorídrico estão disponíveis em concentrações tamponadas de aproximadamente 10% e destinam-se a reparações intra-orais de porcelana. Embora seja necessário ter cuidado ao utilizar géis de ácido fluorídrico intra-oralmente, a menor concentração de ácido permite uma utilização intra-oral relativamente segura. O ácido fluorídrico de concentração total nunca deve ser utilizado intra-oralmente ou para gravar porcelana. O isolamento da faceta de porcelana a reparar deve ser efectuado com um dique de borracha para proteger os tecidos gengivais dos efeitos irritantes do ácido fluorídrico. As instruções do fabricante devem ser seguidas em relação ao tempo de aplicação do gel de ácido fluorídrico para garantir um ótimo condicionamento da porcelana. Se a porcelana tiver sido corretamente condicionada, deve ser observado um aspeto ligeiramente fosco, semelhante ao do esmalte condicionado. Pode ser aplicado um agente de acoplamento de silano à superfície de porcelana condicionada antes da aplicação do agente de ligação de resina. O material compósito é então adicionado, curado e acabado da forma habitual. As fracturas grandes são melhor tratadas através da substituição de toda a faceta de porcelana.

Facetas com defeito em restaurações metálicas: As facetas de resinas acrílicas defeituosas em coroas de ouro, após longos anos de serviço, precisam de ser substituídas devido ao desgaste e à descoloração. Os dentes são limpos com uma pasta de pedra-pomes e a cor é selecionada antes do isolamento com rolos de algodão e cordões de retração. Em caso de desgaste superficial ou descoloração, parte da restauração antiga (cimento de silicato, acrílico ou compósito) pode ser deixada para conseguir algum disfarce do metal subjacente. Todo o material de resina antigo é removido com um instrumento adequado, como uma broca de corte de metal duro n.º 1558. Ambas as preparações são efectuadas em conjunto. O contorno de cada preparação é alargado gengivalmente, removendo algum do ouro. O operador deve esforçar-se por criar uma linha de acabamento chanfrada. A retenção é colocada com uma broca de carboneto de ½ nº 33 em áreas selecionadas no metal ao longo dos ângulos da linha com aproximadamente 0,25 mm de profundidade. Embora a preparação seja feita em simultâneo, é normalmente melhor colocar as facetas uma de cada vez, sendo recomendado um compósito fotopolimerizável devido ao tempo de trabalho alargado. São colocadas tiras de poliéster entre as superfícies proximais. A preparação é limpa com ácido etchant durante 30 segundos, depois enxaguada e seca para remover os detritos e obter uma superfície limpa e seca. O ácido é utilizado apenas para limpar a superfície e não para condicionar o metal. As cunhas colocadas no espaço gengival podem ajudar a estabelecer o contorno correto da matriz. Um material de mascaramento (resina opacificante) é artisticamente colocado com um pequeno pincel sobre as áreas metálicas do preparo, aplicando e curando sucessivas camadas finas. Também podem ser utilizadas linhas de resina adesiva contendo 4-META, capazes de se ligarem ao metal, para obter uma retenção adicional e para conseguir algum mascaramento. Estes materiais devem ser colocados diretamente sobre a superfície metálica preparada. As instruções do fabricante devem ser seguidas à risca para garantir resultados óptimos com estes materiais, uma vez que são bastante sensíveis a uma técnica adequada.

De seguida, é colocada uma pequena quantidade de material compósito (cor gengival) na zona cervical com um instrumento manual, adaptado com a ponta de um explorador n.º 2, e curado com luz visível. Adiciona-se novo material da tonalidade mais clara pré-selecionada para restaurar as porções média e incisal. Uma pequena escova é útil para alisar a superfície e obter o contorno final antes da polimerização. O acabamento é adiado, exceto para remover qualquer excesso de contorno nos rebordos mesiofaciais.

A avaliação da largura dos dentes pode ser efectuada com um calibre de Boley ou outro calibrador adequado. A segunda preparação é limpa e seca antes de se adicionar o revestimento opaco ou adesivo. O material compósito é inserido e curado como descrito para a primeira faceta. Os cordões de retração são removidos e ambas as restaurações são acabadas em conjunto para obter contornos simétricos.

Capítulo 11: AVANÇOS RECENTES

Sahvish Lateef, Manmeet Gulati, Manmohit Sin

Ao longo dos anos, houve vários avanços nos laminados e folheados em medicina dentária.

Os avanços recentes são:

* Facetas geradas por CAD/CAM

* Facetas de dentes empilhados/feldspáticos

* Facetas dentárias monocromáticas espessas

* Lumineers

* Revestimentos Dura thin

* Folheados em U

Facetas geradas por CAD/CAM[82]

Atualmente, existem sistemas, como o desenho assistido por computador/fabricação assistida por computador (CAD/CAM), que podem facilitar a produção de facetas. As restaurações CAD/CAM têm um aspeto natural porque os blocos de cerâmica têm uma qualidade translúcida que imita o esmalte e estão disponíveis numa vasta gama de tonalidades. A necessidade de uma qualidade uniforme do material, a redução dos custos de produção e a estandardização do processo de fabrico incentivaram os investigadores a procurar automatizar o processo manual convencional através da utilização desta tecnologia desde a década de 1980. As hipóteses de sucesso são, portanto, quase tão elevadas como as das facetas convencionais; 98,8% dos pacientes descrevem a sua solução produzida por CAD/CAM como sendo bem sucedida. Por último, a qualidade é constante, uma vez que os blocos de cerâmica pré-fabricados não apresentam defeitos internos e o programa informático foi concebido para produzir formas resistentes ao desgaste.

<u>**Facetas de dentes empilhados/feldspáticos**</u>:[76]

Estes folheados contêm muitas pilhas de porcelana, dando origem a várias camadas no folheado. Os feldspatos são silicatos de alumínio de ocorrência natural que contêm sódio ou potássio. Os feldspatos contêm cristais de fluoroapatite que melhoram o aspeto ótico do dente. Tem um aspeto policromático e uma elevada translucidez, pelo que se assemelha muito ao dente natural. Por isso, é de grande valor estético. São as facetas cosméticas da mais alta qualidade. Não são tão espessas como as facetas monocromáticas. No entanto, a desvantagem destas facetas de feldspato é que não são fortes devido às suas baixas propriedades mecânicas, uma vez que a resistência à flexão é de 60-70 MPA.

<u>**Facetas dentárias monocromáticas espessas**</u>:[76]

Estas são normalmente mais espessas do que as facetas normais, contribuindo assim para a sua resistência e durabilidade. Estão presentes numa só cor e podem ser personalizadas de acordo com a preferência do paciente. São utilizadas quando os dentes têm de ser alongados devido à idade ou a outros factores. No entanto, estas facetas monocromáticas requerem mais preparação para serem aplicadas.

<u>**Facetas minimamente invasivas ou facetas sem preparação**</u>:[76]

Estas facetas são ultrafinas e têm uma espessura semelhante à das lentes de contacto, de cerca de 0,3-0,5 mm, pelo que são designadas por "lentes de contacto dos dentes". Ajudam a conservar bastante a estrutura do dente, uma vez que as facetas de porcelana utilizadas anteriormente necessitavam de uma remoção obrigatória de 0,5 mm a 1 mm da estrutura do dente para que a fina camada de porcelana não se fracturasse. São constituídas por lumineers, facetas durathin e vivaneers.

a. Lumineers-J[6]

São facetas excecionalmente finas (0,3 mm) feitas de uma porcelana especial de cerinato. O cerinato é um material feito de porcelana feldspática reforçada com cristais de leucite. Têm uma expansão térmica baixa. Podem ser facilmente colocados com o mínimo de invasão e dor. Têm uma elevada resistência e resiliência apesar de serem excecionalmente finos. Podem ser colocados diretamente sobre o dente sem qualquer anestesia. Podem ser mostrados de acordo com os desejos do doente e podem ser colocados com um mínimo de visitas ao dentista. Podem ser colocadas em duas visitas ao dentista. No entanto, a desvantagem dos lumineers é o facto de terem um aspeto opaco que interfere com a estética do paciente.

b. Folheados de DurathinJ[6]

Estas facetas são excecionalmente finas e têm cerca de 0,2 mm, enquanto as facetas tradicionais têm normalmente cerca de 0,5 mm de espessura. Estas facetas ganharam popularidade devido aos seus bons efeitos estéticos, uma vez que conferem uma translucidez natural aos dentes, assemelhando-se muito aos dentes naturais. Esta é uma das vantagens que as facetas durathin têm sobre as lumineers, uma vez que as lumineers têm um aspeto opaco, não conseguindo assim dar um efeito natural. É de alta qualidade e requer o trabalho de qualquer ceramista de laboratório dentário altamente artístico.

c. U Folheados:

As facetas em U, também conhecidas como facetas ultra-finas ou de preparação mínima, são um tipo de restauração dentária utilizada em protética para melhorar o aspeto dos dentes. Estas facetas são conchas incrivelmente finas, normalmente feitas de cerâmica ou material compósito, que são coladas à superfície frontal dos dentes para melhorar a sua cor, forma, tamanho ou alinhamento.

O termo "facetas em U" deriva da sua natureza ultra-fina, que requer uma preparação mínima ou nula do dente antes da colocação, daí o aspeto de preparação mínima. Esta abordagem conservadora preserva grande parte da estrutura natural do dente, tornando-a uma opção preferida para muitos pacientes.

O processo de obtenção de facetas em U envolve normalmente uma consulta com um dentista protésico ou dentista cosmético, onde são avaliados a saúde oral e os objectivos estéticos do paciente. Depois, se for considerado adequado, o dentista prepara os dentes tirando impressões e, se necessário, moldando suavemente o esmalte. Estas impressões são utilizadas para criar facetas personalizadas num laboratório dentário.

Quando as facetas estão prontas, o dentista cola-as aos dentes utilizando um adesivo dentário forte. São efectuados quaisquer ajustes finais para assegurar um ajuste confortável e preciso. Os pacientes podem desfrutar de melhorias imediatas na aparência do seu sorriso sem a necessidade de um trabalho dentário extenso.

Capítulo 12: RESUMO

Sahvish Lateef

Os novos conceitos emergentes na medicina dentária estética, no que diz respeito aos materiais, à tecnologia e à sensibilização do público, tornaram as facetas mais procuradas.

Passou menos de uma década desde que o fenómeno da fusão da porcelana diretamente no dente foi descrito pela primeira vez nos **anos 80**, desde então o crescimento e o desenvolvimento neste campo têm sido notáveis.

Um sorriso cativante que mostre uma fila uniforme de dentes brancos naturais e reluzentes é um fator importante para alcançar essa caraterística dominante elusiva chamada personalidade. As facetas têm sido um dos procedimentos que começam a aproximar-se do parâmetro ideal da medicina dentária estética. O objetivo da medicina dentária estética deve ser o de proporcionar a máxima melhoria estética com o mínimo de trauma para a dentição. Apesar das limitações das resinas compostas, agravadas pelo tamanho e exigências estéticas das facetas, as facetas diretas de resina composta utilizando agentes de ligação de resina representam uma alternativa rápida, segura, reversível e conservadora para restaurar a estética, a função e a biocompatibilidade dos dentes. Mas as facetas de cerâmica têm sido a restauração de facetas mais notável e duradoura. O futuro é promissor no que respeita a melhores métodos de fixação e melhores formulações de facetas.

Capítulo 13: BIBLIOGRAFIA

1. Goldstein RonaldE. Esthetics in Dentistry,2nd EditionVol1339-371.

2. Luiz Baratieri N et al. Estética - Facetas Diretas de Resina Composta Livro Quintessence 265- 313.

3. Mc Laughlin Gerald.Porcelain veneers.DCNAVol42,No.4,Oct1998,653-656.

4. Pincus C.R. Building mouth personality.JCalif S.Dent Assoc. 14,1938,125129.

5. Faunce Frank R e Myers David R. Restauração de incisivos permanentes com facetas laminadas. JADA, Vol 93, outubro de 1976.

6. Buonocore M.G. A simple method of increasing the adhesion of acrylic filling materials to enamel surfaces. J Dent Res 34, 1955, 849 - 853.

7. Bowen R. L. Propriedades do polímero reforçado com sílica para restauração dentária. JADA1963; 66: 57 - 64.

8. Simonsen R.I.e Calamia J.R. Tensile bond strength of etched porcelain.J Dent Residents Abstracts no.1154 1983; março.

9. Horn Harold R. Folheados laminados de porcelana colados em esmalte gravado. DCNAVol 27, No. 4, outubro de 1983, 671- 684.

1 0.Sterling L. Ronk. Laminados dentários: que técnica? JADA, Vol 102, Fev 1981.

11. Ibsen Robert L. Método inovador para substituição de dentes anteriores fixos utilizando facetas de porcelana. 11.Quint essence International 1986 Vol17, No.8.

12. Nicholls J. I. Cimentação de facetas estéticas. J Prosthet Dent1986; 56: 9-12.

13. Highton Ron, Caputo Angelo A. e Matyas Joska. Um estudo fotoelástico das tensões na preparação de laminados de porcelana. J Prosthet Dent 1987; 58:

157-161

14. Stangel I. e Nathanson D. Resistência ao cisalhamento da ligação de compósito à porcelana condicionada. J Dent Res 66(9): 1460 -1465, Sept 1987.

15. Covey David A., Fernando de Carvalho Oliveira & Denelhy Gerald E. Seleção de uma técnica de revestimento estético. Quintessence International 1987 Vol.18, No.4.

16. Tay W. M. et al. Efeito de algumas técnicas de acabamento nas margens cervicais de laminados de porcelana. Quintessence International 1987 Vol 18, No.9.

17. Strang R. e Mc Crosson J. A fixação de resinas fotopolimerizáveis sob facetas de porcelana gravadas. British Dental Journal1987; 163:149151.

18. Reid J.S. Modificação da cor dos dentes e facetas de porcelana. Quintessence International 1988 Vol19, No.7.

19. Goldstein Ronald E. Fin shing of composites and laminates (Acabamento de compósitos e laminados). DCNA Vol 33, abril de 1989.

20. Garber David A. Facetas diretas de compósito versus facetas laminadas de porcelana gravada. DCNA Vol. 33, abril de 1989.

21. Tjan Anthony H. L. et al. Padrões de microinfiltração de facetas

laminadas de porcelana e cerâmica fundida. J Prosthet Dent 1989; 61: 276 -282.

22. Sheets Cherilyn G. e Tadanori Taniguchi. Vantagens e limitações na utilização de restaurações com facetas de porcelana. J Prosthet Dent1990; 64: 406- 411

23. Rucker Lance M. et al. Facetas de porcelana e de resina avaliadas clinicamente: Resultados em 2 anos. JADA, Vol.121, Nov 1990.

24. Hui K.K.K. et al. Uma avaliação comparativa das resistências das facetas de porcelana para dentes incisivos em função das suas caraterísticas de desenho. Reino Unido

Dental Journal1991: 171: 51- 55.

25. Exner Victor Herbert. Previsibilidade da correspondência de cores e as possibilidades de melhoria das facetas laminadas de cerâmica. J Prosthet Dent 1991:65: 619-622.

26. Rada Robert E. e Jankowski Betty Jean. Provisionamento de facetas laminadas de porcelana utilizando resina acrílica fotopolimerizável visível. Quintessence International1991 Vol 22, No 4

27. Sorensen John A et al. Fidelidade marginal e microinfiltração de facetas de porcelana feitas por duas técnicas.JProsthetDent1992; 67:16-22.

28. Lacy Alton M. et al. Microinfiltração in vitro na margem gengival de facetas de porcelana e resina. J Prosthet Dent1992; 67:7-10.

29. Dunne S. M. e Milar B. J. Um estudo longitudinal do desempenho clínico das facetas de porcelana. British Dental Journal1993: 175: 317321.

30. Wat P. Y. P., Cheung G. S. P. e Kei L. H. Uma preparação melhorada para facetas indirectas de porcelana. Dental update, março de 1993,

72-75.

31. Sim Christina e Ibbetson Richard J. Comparação da adaptação de facetas de porcelana fabricadas com diferentes técnicas. Int J prosthodont1993; 6:3642.

32. Pippin David J. et al. Avaliação clínica de incisivos maxilares restaurados: Facetas vs coroas PFM. JADA, Vol 126, Nov 1995, 1523-1528.

33. Fuzzi Massimo et al. Adaptação marginal melhorada de facetas de cerâmica: Uma nova técnica. Journal of Esthetic Dentistry 1996, Vol 8, No. 2, 84-91.

34. Rouse Jeffrey S. Folheado completo versus preparação de folheado tradicional: Uma discussão sobre a extensão interproximal. J Prosthet Dent 1997; 78: 545-549

35. Yaman Peter et al. Efeito da adição de porcelana paque na cor final de laminados de porcelana. J Prosthet Dent 1997; 77:136 -140.

36. Brunton P. A. e Wilson N. H. F. Preparações para facetas laminadas de porcelana na prática dentária geral. British Dental Journal1998: 184: 553556.

37. Dumfahrt Herbert, Dr. med. Facetas laminadas de porcelana. Uma avaliação retrospetiva após 1 a 10 anos de serviço: Parte 1-Procedimentos clínicos. Int J prosthodont1999; 12: 505-513.

38. Magne Pascal et al. Propensão à fissuração de facetas laminadas de porcelana: Uma avaliação operatória simulada. J Prosthet Dent 1999; 81: 327 -334.

39. Dumfahrt Herbert e Schaffer Herbert. Facetas laminadas de porcelana

- Uma avaliação retrospetiva após 1 a 10 anos de serviço: Parte 2- Resultados clínicos. Int J prosthodont 2000; 13: 9 -18.

40. Hekimoglu Canan, Anil Nesrin e Etikan Ilker. Efeito do envelhecimento acelerado na estabilidade da cor de facetas laminadas cimentadas. Int J prosthodont2000: 13; 29 - 33.

41. Brunton P. A., Aminian A. e Wilson N. H. F. Técnicas de preparação de dentes para facetas laminadas de porcelana. British Dental Journal2000;189: 260-262.

42. Zhang Feimin et al. Facetas de porcelana de camada dupla: Efeito da estratificação na cor da faceta resultante. J Prosthet Dent 2000; 84: 425-431.

43. Hager Bertil et al. Laminados Procera All Ceram: Um relatório clínico. JProsthet Dent 2001; 85: 231-232.

44. Edlhoff Daniel et al. Remoção da estrutura dentária associada a vários desenhos de preparação para dentes anteriores. J Prosthet Dent 2002; 87: 503-509.

45. Aslihan Usumez e Filiz Aykent. Resistências de ligação de facetas laminadas de porcelana a superfícies dentárias preparadas com ácido e gravura a laser Er, Cr: YSGC. J Prosthet Dent 2003; 90: 24-30

46. Hekimoglu C, Anil N & Yalcin E. Um estudo de microinfiltração de facetas laminadas de cerâmica por autoradiografia: Efeito da preparação incisal. Jornal de Reabilitação Oral 2004 31; 265-270.

47. Cherukara George P. et al. Exposição da dentina em preparações dentárias para facetas de porcelana: Um estudo piloto. J Prosthet Dent 2005; 94: 414-420.

48. Nicholls J. I. Cimentação estética de dentes. JProsthet Dent1986; 56: 9-

1 2.

49. Highton Ron, Caputo Angelo A. e Matyas Joska. Um estudo fotoelástico das tensões na preparação de laminados de porcelana. J Prosthet Dent 1987; 58:157 -161.

50. Stangel I. e Nathanson D. Resistência ao cisalhamento da ligação de compósito à porcelana condicionada. J Dent Res 66(9): 1460 -1465, Sept 1987.

51. Covey David A., Fernando de Carvalho Oliveira & Denelhy Gerald E. Seleção de uma técnica de revestimento estético. Quintessence International 1987 Vol.18, No.4.

52. Tay W. M. et al. Efeito de algumas técnicas de acabamento nas margens cervicais de laminados de porcelana. Quintessence International 1987 Vol 18, No.9.

53. Strang R. e McCrosson J. O endurecimento de resinas curadas com luz visível sob facetas de porcelana gravadas. British Dental Journal1987; 163:149151.

54. Reid J.S. Modificação da cor dos dentes e facetas de porcelana. Quintessence International 1988 Vol19, No.7.

55. Goldstein Ronald E. Fin shing of composites and laminates (Acabamento de compósitos e laminados). DCNA Vol 33, abril de 1989.

56. Garber David A. Facetas diretas de compósito versus facetas laminadas de porcelana gravada. DCNA Vol. 33, abril de 1989.

57. Tjan Anthony H. L. et al. Padrões de microinfiltração de facetas

laminadas de porcelana e cerâmica fundida. J Prosthet Dent 1989; 61: 276 -282.

5 8.Sheets Cherilyn G. e Tadanori Taniguchi. Vantagens e limitações na utilização de restaurações com facetas de porcelana. J Prosthet Dent1990; 64: 406 -411.

59. Rucker Lance M. et al. Facetas de porcelana e de resina avaliadas clinicamente: Resultados de 2 anos. JADA, Vol.121, Nov 1990.

60. Hui K.K.K. et al. Uma avaliação comparativa das resistências das facetas de porcelana para dentes incisivos em função das suas caraterísticas de conceção. British Dental Journal1991: 171: 51- 55.

61. Exner Victor Herbert. Previsibilidade da correspondência de cores e as possibilidades de melhoria das facetas laminadas de cerâmica. J Prosthet Dent 1991:65: 619-622.

62. Rada Robert E. e Jankowski Betty Jean. Provisionamento de facetas laminadas de porcelana utilizando resina acrílica fotopolimerizável visível. Quintessence International1991 Vol 22, No 4.

63. Sorensen John A et al. Marginal fidelity and microleakage of porcelain veneers made by two techniques. J Prosthet Dent1992; 67:16-22.

64. Lacy Alton M. et al. Microinfiltração in vitro na margem gengival de facetas de porcelana e resina. J Prosthet Dent1992; 67:7-10.

65. Dunne S. M. e Milar B. J. A longitudinal study of the clinicalperformance of porcelain veneers (Um estudo longitudinal do desempenho clínico das facetas de porcelana). British Dental Journal1993: 175: 317- 321.

66. Wat P. Y. P., Cheung G. S. P. e Kei L. H. Uma preparação melhorada para facetas indirectas de porcelana. Dental update, março de 1993,

72-75.

6 7.Sim Christina e Ibbetson Richard J. Comparação do ajuste de facetas de porcelana fabricadas com diferentes técnicas. Int J prosthodont1993; 6:3642.

68. Pippin David J. et al. Avaliação clínica de incisivos maxilares restaurados: Facetas vs coroas PFM. JADA, Vol 126, Nov 1995, 1523-1528.

69. Fuzzi Massimo et al. Adaptação marginal melhorada de facetas de cerâmica: Uma nova técnica. Journal of Esthetic Dentistry 1996, Vol 8, No. 2, 84-91.

70. Rouse Jeffrey S. Folheado completo versus preparação de folheado tradicional: Uma discussão sobre a extensão interproximal. J Prosthet Dent 1997; 78: 545-549

71. Yaman Peter et al. Efeito da adição de porcelana paque na cor final de laminados de porcelana. J Prosthet Dent 1997; 77:136 -140.

72. Brunton P. A. e Wilson N. H. F. Preparações para facetas laminadas de porcelana na prática dentária geral. British Dental Journal1998: 184: 553556.

73. Dumfahrt Herbert, Dr. med. Facetas laminadas de porcelana. Uma avaliação retrospetiva após 1 a 10 anos de serviço: Parte 1-Procedimentos clínicos. Int J prosthodont1999; 12: 505-513.

74. Magne Pascal et al. Propensão à fissuração de facetas laminadas de porcelana: Uma avaliação operatória simulada. J Prosthet Dent 1999; 81: 327 -334.

75. Dumfahrt Herbert e Schaffer Herbert. Facetas laminadas de porcelana

- Uma avaliação retrospetiva após 1 a 10 anos de serviço: Parte 2- Resultados clínicos. Int J prosthodont 2000; 13: 9 -18.

76. Hekimoglu Canan, Anil Nesrin e Etikan Ilker. Efeito do envelhecimento acelerado na estabilidade da cor de facetas laminadas cimentadas. Int J prosthodont2000: 13; 29 -33.

77. Brunton P. A., Aminian A. e Wilson N. H. F. Técnicas de preparação de dentes para facetas laminadas de porcelana. British Dental Journal2000;189: 260-262.

78. Zhang Feimin et al. Facetas de porcelana de camada dupla: Efeito da estratificação na cor da faceta resultante. J Prosthet Dent 2000; 84: 425-431.

79. Hager Bertil et al. Laminados Procera AllCeram: Um relatório clínico. J Prosthet Dent 2001; 85: 231-232.

80. EdlhoffDaniel et al. Remoção da estrutura dentária associada a vários desenhos de preparação para dentes anteriores. J Prosthet Dent 2002; 87: 503-509.

81. Aslihan Usumez e Filiz Aykent. Resistência de união de facetas laminadas de porcelana a superfícies dentárias preparadas com ácido e gravura a laser Er, Cr: YSGC. J Prosthet Dent 2003; 90: 24-30.

82. Hekimoglu C, Anil N & Yalcin E. Um estudo de microinfiltração de facetas laminadas de cerâmica por autoradiografia: Efeito da preparação incisal. Jornal de Reabilitação Oral 2004 31; 265-270.

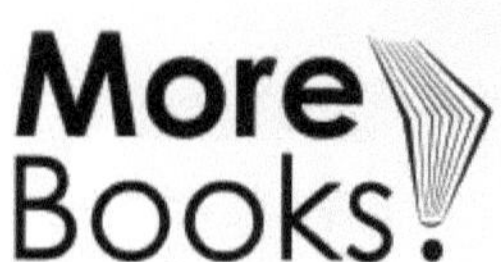

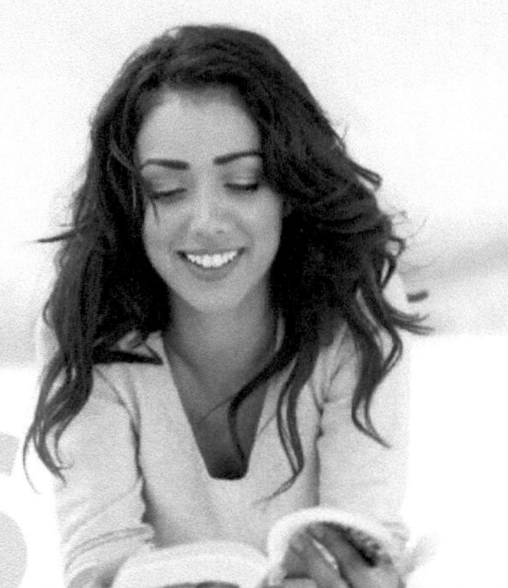

I want morebooks!

Buy your books fast and straightforward online - at one of world's fastest growing online book stores! Environmentally sound due to Print-on-Demand technologies.

Buy your books online at
www.morebooks.shop

Compre os seus livros mais rápido e diretamente na internet, em uma das livrarias on-line com o maior crescimento no mundo! Produção que protege o meio ambiente através das tecnologias de impressão sob demanda.

Compre os seus livros on-line em
www.morebooks.shop

info@omniscriptum.com
www.omniscriptum.com

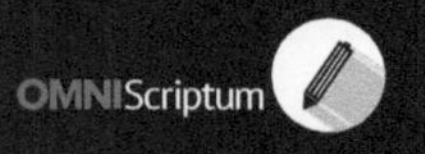

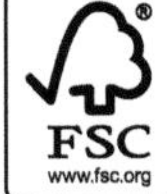

MIX
Papier aus verantwortungsvollen Quellen
Paper from responsible sources
FSC® C105338

Printed by Books on Demand GmbH, Norderstedt / Germany